畜禽流行病防治丛书

# 血吸虫病及其防治

主　编

王建民

副主编

杨　艺　刘金玲

编著者

王　淼　王　越　刘宝山　姚龙泉

龙　淼　高维凡　尹荣焕　陈晓月

刘丽霞　李　林　韩小虎

金盾出版社

## 内 容 提 要

　　本书由沈阳农业大学动物医学院专家精心编著。内容包括:血吸虫的历史,血吸虫病的分布与危害,血吸虫的病原生物学、流行病学、发病机制与临床表现、检测与诊断,血吸虫病疫苗、抗血吸虫药物以及血吸虫的预防措施和各类家畜血吸虫病的防治等。内容细致全面,文字通俗易懂,是指导防治家畜血吸虫病的重要参考书,适合畜禽养殖人员、畜牧兽医工作者以及各农业院校相关专业师生阅读参考。

**图书在版编目(CIP)数据**

　　血吸虫病及其防治/王建民主编. -- 北京:金盾出版社,2012.1
　　(畜禽流行病防治丛书)
　　ISBN 978-7-5082-7270-2

　　Ⅰ.①血… 　Ⅱ.①王… 　Ⅲ.①血吸虫病—防治
Ⅳ.①R532.21

　　中国版本图书馆 CIP 数据核字(2011)第 221019 号

### 金盾出版社出版、总发行

北京太平路 5 号(地铁万寿路站往南)
邮政编码:100036　电话:68214039　83219215
传真:68276683　网址:www.jdcbs.cn
封面印刷:北京凌奇印刷有限责任公司
正文印刷:北京军迪印刷有限责任公司
装订:兴浩装订厂
各地新华书店经销
开本:850×1168 1/32　印张:3.5　字数:83 千字
2012 年 1 月第 1 版第 1 次印刷
印数:1～8 000 册　定价:7.00 元
(凡购买金盾出版社的图书,如有缺页、
倒页、脱页者,本社发行部负责调换)

# 前　言

　　血吸虫病俗称"大肚子病",是由于人或牛、羊、猪等哺乳动物感染了血吸虫所引起的一种传染病和寄生虫病。人对血吸虫普遍缺少免疫力,常因防洪抢险、打湖草、捕鱼摸蟹、游泳等接触到有血吸虫尾蚴的疫水而被感染,从而引起血吸虫病。患者以农民、渔民较多,男性为多,15~30岁青壮年人为多。粪便入水、血吸虫病中间宿主钉螺的存在和接触疫水是血吸虫病传播的3个重要环节。

　　血吸虫病分布广泛,危害严重,为重要的人兽共患寄生虫病之一。国外早在19世纪初已发现血吸虫病。1905年我国在湖南省常德县一农民粪便中检出虫卵,确诊为第一例血吸虫病病例,并确认血吸虫病在我国流行。血吸虫分布于亚洲、非洲和拉丁美洲的76个国家和地区,估计有5亿~6亿人口受到威胁,患病人数达2亿多人。在我国流行的血吸虫病由日本血吸虫引起,主要分布于我国长江流域及其以南的江苏、浙江、安徽、江西、湖南、湖北、广东、广西、福建、四川、云南和上海等12个省、自治区、直辖市。从湖北省江陵地区西汉古尸体内检获的血吸虫卵事实,表明血吸虫病在我国已至少存在2 100多年。

　　血吸虫病有急性、慢性之分。据了解,急性血吸虫病人中约有半数的患者在尾蚴侵入部位出现皮肤发痒和红色小丘疹、咳嗽、胸闷、发热、腹泻或排脓血便,肝脏、脾脏肿大、压痛,嗜酸性粒细胞显著增多。接触疫水后,平均潜伏期为2周至3个月。

　　而慢性血吸虫病患者有的没有明显症状,只有化验粪便时查到虫卵才被发现。多表现为腹泻、腹痛症状,每日1~2次,便稀、偶带血,重者有脓血便,伴有里急后重,常有肝脏、脾脏肿大。随着疾病发展,出现乏力、消瘦、体力减退,进而发展为肝脏纤维化。晚期血吸虫病分为巨脾型、腹水型、结肠增殖型和侏儒型等,患者劳动力丧失,甚至造成死亡。

由于夏、秋季节是血吸虫病的高发时段,所以个人一定要做好防范工作。如果周围出现了血吸虫病患者,应该配合有关部门加强粪便管理,避免新鲜粪便污染水源。同时,积极改变钉螺的滋生环境,结合物理和化学药物消灭中间宿主钉螺。个人必须尽量避免与疫水接触,如必须在疫水中作业时则须采取防护措施,皮肤涂抹防护药物,如氯硝柳胺或邻苯二甲酸二丁酯油膏、乳剂,或穿防水胶鞋、塑料防护裤等。

随着自然科学的发展,人们对血吸虫的研究不断深入,生物科学也在不断发展,这对于研究血吸虫病的治疗与防治起到了积极的作用。吡喹酮的研制,对防治血吸虫病起到了决定性的作用,但我们还有很多工作要做。一是要完全了解血吸虫及其致病性,从而掌握防治规律,进而将防治从被动变为主动。二是要进一步研制血吸虫病疫苗,探索预防性治疗药物及措施,寻找低毒、价廉且有效的灭螺药物。三是要探讨有效的免疫诊断方法,深入研究再感染与吡喹酮耐药性等有意义的问题。

本书较全面地介绍了血吸虫及血吸虫病,特别是对血吸虫病的病原生物学、流行病学、临床表现、防治等方面做了较详尽的介绍。内容丰富,资料新颖,讲求实用,科学性强,可供基层兽医、人医和相关专业院校师生阅读参考。

由于笔者知识水平和收集的资料有限,书中遗漏和错误之处在所难免,敬请广大读者提出宝贵意见。

编著者

# 目　录

# 第一章 概 述

## 第一节 血吸虫的历史

国外最早在莎草纸上记载有埃及血吸虫病引起血尿（Egyptian papyri）的报道。古代亚述-巴比伦的医书上也有关于虫子引起膀胱出血的记载，但其病原至19世纪始为德国病理学家Theodor Bilharz所发现，当时命名为 Distomumhaematobium Bilharz（1852），以后改名为埃及血吸虫（Schistosoma haematobium）（Bilharz，1852；Weinland，1858）。

### 一、各类型血吸虫的发现史

**（一）埃及血吸虫的发现** Bilharz首次在埃及开罗一小孩尸检中取出一扁形且雌、雄异体的白色吸虫，1852年由他的老师Von Siebold宣读了他的发现，并命名为 Distoma haematobium。随后，Bilharz进一步在病理学上确定埃及血吸虫为产生血尿的血吸虫病病原。该虫拉丁学名由著名蠕虫学家Weinland于1858年改名为Schistosoma haematobium，并经1889年在巴黎召开的第一届国际动物命名委员会通过。

**（二）曼氏血吸虫的发现** Harley（1864）最早认为除埃及血吸虫以外，还有其他种类的血吸虫寄生于人体。1902年Manson在印度西部的人体中发现另一种血吸虫，该虫的卵具有侧刺，与以端刺为特点的埃及血吸虫虫卵不同，其分布于直肠和膀胱，这种见解渐为其他学者所接受。1907年Sambon发表系列文章，证明两种血吸虫的存在，并将卵具有侧刺的一种命名为曼氏血吸虫（Schistosoma Mansoni Sambon，1907），以示对Manson这一发现的尊重。

**（三）日本血吸虫的发现**　日本片山（Katayama）地区相传有个漆山（Urushiyama），早先有一商船满载油漆遇到大风而搁浅在该山附近的海滩，从此之后凡人经过此地时皮肤均出现奇痒，Fujinami（1847）描述称为片山病。那里的农民由于种植水稻，除皮肤瘙痒难忍外，腿部还出现皮疹（Eruption），不久出现腹泻、盗汗、黄疸、恶病质、腹水、水肿等，最后死亡。1904年日本人Katsurada在12个粪便样品中找到了4个样品中有类似埃及血吸虫的虫卵，后来又在猫体的门脉及其分支血管内找到了血吸虫的成虫，定名为日本血吸虫（Schistosoma Japonicum Katsurada，1904），以下简称血吸虫。

## 二、我国血吸虫病的发现史

在我国古代书籍中，早有关于类似血吸虫病的记载。远在公元前15～16世纪，《周易》、《周礼》中均已有"蛊"字出现。在殷墟甲骨文中有"蛊病"、"蛊疫之名"等字句。《说文解字》（许慎）云："蛊者腹中虫也"，《医经》云："腹中虫者，谓之腹内中蛊之毒也"。

1971年在我国湖南省长沙马王堆出土的西汉女尸和1975年在湖北省江陵凤凰山出土的西汉男尸的直肠和肝组织中，均查出血吸虫虫卵。可以推测至少在2 150年前，湖南长沙地区和湖北江陵地区已有血吸虫病流行。

1905年我国在湖南省常德县一农民粪便中检出虫卵，确诊为第一例血吸虫病病例，并确认血吸虫病在我国流行。以后国内一些科学家和医务工作者在洞庭湖、鄱阳湖和长江三角洲等地进行了血吸虫病专题调查。到新中国成立前，先后发现有138个县（市）流行血吸虫病。

## 第二节　血吸虫病的分布与危害

血吸虫分布于亚洲、非洲和拉丁美洲的76个国家和地区，估计有 5 亿～6 亿人口受到威胁,患病人数达 2 亿人(1990)。其中,日本血吸虫分布在亚洲的中国、日本、菲律宾和印度尼西亚,埃及血吸虫分布在非洲和西亚地区,曼氏血吸虫分布于中南美洲、中东和非洲。我国只流行日本血吸虫病(以下简称血吸虫病),其分布于我国湖南、湖北、江西、安徽、江苏、浙江、四川、云南、广东、广西、福建和上海等 12 个省、自治区和直辖市的 400 个县、市、区,5 161个乡、镇、场,其中主要分布于长江中下游沿江 5 省和四川、云南等省。但在上述范围内并非普遍流行血吸虫病,各省有一定的县、乡和一定的居民点为疫区,疫区呈点状或片状分布。

血吸虫病是危害人们身体健康最重要的寄生虫病之一。血吸虫的尾蚴、童虫、成虫和虫卵均可对机体产生损害。尾蚴钻入宿主皮肤后可引起尾蚴性皮炎,童虫在宿主体内移行时可造成组织器官的机械性损伤,成虫寄生于血管内可引起静脉内膜炎,虫卵沉积在组织器官可引起慢性虫卵肉芽肿和纤维化。其中虫卵对机体造成的损害最为严重,它能造成组织持久性的结构与功能破坏。血吸虫病急性感染者可出现高热、腹泻,甚至危及生命;慢性感染者可出现肝脏、脾脏肿大,影响劳动能力;晚期患者常出现肝功能衰竭、丧失劳动能力;儿童感染血吸虫可成为侏儒,妇女感染血吸虫则可影响生育。

新中国成立前,长江南北地区血吸虫病流行猖獗,对人们危害极大。它曾使许多村庄人亡户绝、田园荒芜,一片凄凉景象。据调查,江西省丰城县白宫乡梗头村百年前有 100 多户,到 1954 年只剩下 2 人,其中 90% 死于血吸虫病。上海市青浦县任屯村在新中国成立前的 20 年间就有 500 多人被血吸虫病夺去了生命,其中全家死绝的有 97 户,死剩 1 人的有 28 户,全村连续 7～8 年听不到婴儿的哭声,侥幸活下来的 461 人也都患有血吸虫病。湖南省汉寿县某村 1929 年有 100 多户、700 多人,到新中国成立时只剩下31 名寡妇和 12 名孤儿,变成了"寡妇村"。1950 年江苏省高邮县新民乡群众到新民滩涉水劳动,发生急性感染 4 019 人,死亡 1 335

人,死绝 31 户,惨不忍睹。毛泽东同志《送瘟神》诗篇中的"千村薜荔人遗矢,万户萧疏鬼唱歌",正是农村血吸虫病猖獗流行的真实写照。

新中国成立后,经过大规模的调查,证明血吸虫病在我国长江流域及其以南的江苏、浙江、安徽、江西、湖南、湖北、广东、广西、福建、四川、云南和上海等 12 个省、自治区、直辖市共 373 个县(市)流行(台湾省未包括在内),钉螺分布面积达 148 亿米²。12 个省、区累计查出病人 1 200 多万人,其中有症状的约 40%,晚期病人(巨脾型、腹水型、侏儒型)约占 5%,受威胁的人口在 1 亿人以上。累计查出病牛 120 多万头。

新中国成立以来,党和国家十分重视血吸虫病的防治工作,经过 40 余年的不懈努力,取得了很大成绩。上海、广东、福建和广西 4 个省、自治区、直辖市达到了"消灭血吸虫病"的标准,在其余 8 个省,血吸虫病的流行范围亦有所缩小。

但是,自 1980 年以来,我国血吸虫病疫情在局部地区严重回升。目前,全国仍有 34 亿米² 以上的钉螺分布面积,血吸虫病人 100 万人,受威胁人口 1 亿多人。现在剩下尚未控制的 110 个县(市),绝大多数属于流行严重的江湖洲滩地区和人口稀少、经济发展较慢、环境复杂的大山区,特别是鄂、湘、赣、皖四省湖区居民感染率很高,江西省一些沿湖村庄的居民感染率高达 80% 以上。湖北省一省就有晚期病人 6 000 多例,年龄最小的仅 5 岁。湖南省1988 年遭受严重水灾,急性血吸虫病人成倍增长。1989 年各省共上报急性感染病人数 13 191 人,江湖洲滩地区由于受洪水的影响,水位不能控制,钉螺随水系扩散,很难消灭,这给控制血吸虫病流行带来很大困难。目前,尚缺乏较理想的防治对策和高效、低毒、价廉、适合大面积使用的灭螺药物。已经达到消灭标准的地区,还有大量艰巨的监测巩固工作。总之,我国血吸虫病疫情仍相当严重,任务艰巨,尚需长期的艰苦努力,才能减轻危害,控制流行,保护人民健康。

# 第二章　血吸虫病的病原生物学

## 第一节　血吸虫的种类和生物学分类

### 一、血吸虫的种类

根据 Short(1983)、Baseh(1991)和 Platt 等(1991)统计,裂体科血吸虫共计 86 种,隶属于 4 个亚科、13 个属。人体血吸虫和哺乳动物血吸虫主要属于裂体属和东毕属,再根据种的特征进行鉴定。

人体血吸虫病的主要病原为曼氏血吸虫、埃及血吸虫、间插血吸虫、日本血吸虫和湄公血吸虫等。可以感染人体和哺乳动物的血吸虫可分 4 大类,即日本血吸虫类、曼氏血吸虫类、埃及血吸虫类和印地血吸虫类,共有 19 种之多。

我国在人体、哺乳动物和鸟类体内已发现的血吸虫共计有 3 个亚科(Jarley,1971)、10 个属、30 个种和 1 个变种。引起严重疾病的为日本血吸虫,故本书主要介绍日本血吸虫。由于台湾省日本血吸虫不寄生人体而寄生某些哺乳动物,因此我国又有日本血吸虫大陆株与台湾株之分。其他种类血吸虫多寄生于家畜和一些禽类,其中有的尾蚴可导致尾蚴性皮炎。

### 二、血吸虫的生物学分类

血吸虫为动物界、扁形动物门、吸虫纲中的一类,因其成虫期寄生于脊椎动物血管中而得名。Skriabin 与 Schulz 将这类吸虫合并为裂体亚目(Schistosomatata,Skriabin 和 Schulz,1937)。由于希腊字意为裂体,所以有人将血吸虫称为裂体吸虫。在这一亚目中有 2 个超科,寄生于恒温脊椎动物(哺乳动物和鸟类)血管系统中雌、雄异体的吸虫为裂体超科(Schistomatoidea,Stiles 和 Hassall,1926),而这一超科中只有 1 个科即裂体科(Schistosomatidae Looss,1899)。寄生于变温脊椎动物(鱼类和爬行类)血管系统中雌、雄同体的吸虫为血居超科(Sanguinicoloidea Skriabin,1951)。

现以日本血吸虫为例,按分类阶元介绍其在动物界的位置。

动物界(Kingdom Animalia)

扁形动物门 (Phylum Platyhel minthes)

吸虫纲(Class Trematoda)

复殖目(Order Digenea)

裂体亚目(Suborder Schistosomatata)

裂体超科(Superfamily Schistosomatoidea)

裂体科(Schistosomatidae)

裂体亚科(Subfamily Schistosomatinae)

裂体属(Genus Schistosoma)

日本种(Species japonicum)

## 第二节　血吸虫的生活史与形态

### 一、血吸虫的生活史

以日本血吸虫为例,其生活史包括虫卵、毛蚴、母胞蚴、子胞蚴、雷蚴、尾蚴、童虫、成虫 7 个阶段(图 1)。其有 2 个宿主,中间宿主为淡水螺类,终末宿主为哺乳动物。血吸虫成虫为雌、雄异体,虫体呈线形,雌雄合抱,主要寄生于终末宿主的肝门静脉-肠系膜静脉系统的小血管内。成熟雌虫产卵于静脉末梢内,虫卵主要分布于肝脏和结肠肠壁组织,造成宿主肝脏病变,危害比成虫更大。虫卵发育成熟后,肠黏膜内由卵壳包裹着毛蚴的虫卵脱落入肠腔,随粪便排出宿主体外。含虫卵的粪便污染水体,在适宜水体温度等条件下,卵内毛蚴孵出,毛蚴在水中遇到中间宿主钉螺,侵入螺体并逐渐发育成熟。首先形成袋形的母胞蚴,其体内的胚细胞可产生许多子胞蚴,子胞蚴逸出,体内胚细胞陆续增殖,逐渐形成许多尾蚴。尾蚴成熟后从钉螺体内逸出,常常分布在水的表层,人或动物接触含有尾蚴的疫水后,尾蚴可通过皮肤钻入体内。尾蚴侵入皮肤,脱去尾部变为童虫。童虫随血流或淋巴液移行至右心和肺脏,穿过肺泡小血管到达左心并运送至全身。大部分童虫顺血流流入肝内门脉系统分支,在肝内膜静脉短暂停留,并继续发育为成虫。在 21 天内为童虫阶段,22 天后发育为成虫,完成 1 个生长发育周期。

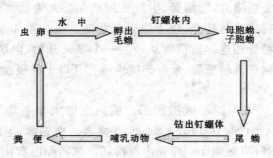

图 1　日本血吸虫的生活史

## 二、血吸虫的形态

### (一)成　虫

**1. 雌虫**　呈黑褐色,前细后粗,形似线虫。体长 20～25 毫米,最宽处仅有 0.3 毫米,最细处为 0.1 毫米。腹吸盘大于口吸盘。

消化系统包括口、食道、肠管。口在口吸盘中,其下为食道,无咽,在食道周围有食道腺体。肠管在腹吸盘前背侧分为 2 支,并从此延伸至虫体后端 1/3 处汇合,最后再伸向虫体后端形成盲管。由于肠管内充满消化或半消化的血液,故雌虫外观上呈黑褐色。

生殖系统由卵巢、卵黄腺、卵膜、梅氏腺、子宫等构成。卵巢位于虫体中部或略偏后,呈椭圆形,不分叶。输卵管出自卵巢后端绕过卵巢而向前。虫体后端几乎为卵黄腺所充满,卵黄管向前延长,与输卵管汇合成卵膜,并为梅氏腺所围绕。卵膜与子宫相接,子宫内含卵 50～300 个,无劳氏管。

**2. 雄虫**　呈乳白色,长 12～20 毫米,宽 0.5～0.55 毫米。虫体扁平,向腹侧弯曲,前端有发达的口吸盘和腹吸盘。腹吸盘以下虫体向两侧延展,并略向腹面卷曲,形成抱雌沟。雄虫外形略呈圆柱形,体表光滑,抱雌沟表面有很多小刺。消化系统与雌虫相似。

生殖系统由睾丸、储精囊、生殖孔组成。睾丸为椭圆形,一般为 7 个成单行或成丛排列,位于腹吸盘背侧。每个睾丸发出 1 根出精管与输精管相连。输精管从最后一个睾丸开始,向前穿过各个睾丸的腹侧进入储精囊,最后连接生殖孔开口于腹吸盘的腹侧。雄虫无阴茎。

**(二)卵**　卵为圆形或椭圆形。成熟虫卵大小平均为 89 微米×67 微米,大的可达 150 微米×620 微米。卵壳薄,呈淡黄色,侧面有一小刺,为微刺卵。卵壳内有薄胚。成熟卵内有构造清晰、纤毛颤动的毛蚴。毛蚴与卵壳之间常有大小不等的圆形或长圆形油滴状头腺分泌物,为可溶性卵抗原(Soluble Egg Antigen,SEA)。此抗原可通过卵壳上的微孔渗出到组织中。

**(三)毛蚴**　毛蚴平均大小为 99 微米×35 微米,一般活力强时较细长,活力减弱时呈卵圆形。毛蚴的外表有 21 块纤毛板,在纤毛板上有很多纤毛,纤毛板下层有一薄的体壁围绕毛蚴的全身,其内侧为皮下细胞。在第一至第二行纤毛板之间,位于体两侧各有 1 个感觉侧突。在体壁与内部器官之间充满体液,内含很多微小颗粒能随毛蚴前后流动。内部器官有顶腺,顶腺内含中性黏多糖,开口于顶突。顶腺两侧有 1 对侧腺,内含有多糖、蛋白质和酶等物质,开口于顶突两侧。排泄系统有焰细胞2对,分列在毛蚴的前后,排泄管很长,弯曲盘绕在虫体内,并通入第三列纤毛板的排泄孔。毛蚴后半部生殖囊内有40～50个胚细胞。

**(四)母胞蚴**  根据周述龙(1958)观察,感染后第九天血吸虫发育为早期母胞蚴,外形为袋状,大小为61.4微米×38.4微米。母胞蚴体壁在纤毛板脱落后由纤毛板之间的细胞间嵴扩展而成。胞腔可见胚细胞与体细胞的结构。胚细胞为日后发育为子胞蚴的前身,具有大的胞核与贫乏的细胞质,核中有大而明显的核仁。细胞两极常有长的链带与胞蚴的壁或细胞之间互相连接。体细胞数多,核大而胞质丰富,核仁小。

**(五)子胞蚴**  子胞蚴从母胞蚴中刚孵出来时,体小,呈袋状,有前、后端之分。前端具小刺,中段和后端无刺。前端经常活动而后端常常不动。在早期子胞蚴体内多为单细胞的胚细胞群,随着子胞蚴发育,体内胚细胞亦随着发育增殖,腔内出现胚球、胚胎等胚元。

**(六)尾蚴**  血吸虫尾蚴属于叉尾型,由体部和尾部组成。尾部又分尾干与尾叉。体长100～150微米,尾干长140～160微米,尾叉长50～70微米。

体前端特化为头器,头器中央有单细胞腺体,称头腺。口在头器腹面亚顶端。腹吸盘小,位于体的后半部,但深径比直径大,由发达的肌肉构成,具有强大的吸附能力。口下连食道,缺咽,在体中部作短的分支。在体的中后部有由5对单细胞构成的钻腺,在腹吸盘前有由嗜酸性粗大颗粒构成的2对前钻腺,在腹吸盘后有由嗜碱性较细颗粒构成的3对后钻腺。前后5对钻腺分别由5对腺管向体前端分左、右2束穿过头器,开口于体前端。尾蚴的排泄系统由焰细胞、排泄囊等组成,焰细胞共4对,在体部分布3对,尾干基部分布1对。每个焰细胞分别由一小排泄管汇成左、右排泄管,后者在腹吸盘附近的管腔内尚有2处颤动的纤毛束。两侧排泄管汇注进入排泄囊,下通尾部单支排泄管,再分支入尾叉,并开口于尾叉的末端。

(七)童虫　血吸虫尾蚴侵入皮肤则变为童虫。童虫随血流移行,经肺脏到肝脏和门静脉系统血管。在整个移行过程中,虫体的形态和结构不断发生变化,因此又将童虫分为 3 型,即皮肤型、肺型和肝门型。

1. 皮肤型　外形为曲颈瓶状,大小为 63.3 微米×32.4 微米。

2. 肺型　体呈纤细状,此时头器仍存在,肠管透明,大小为 128.8 微米×23.2 微米。这种体形有利于童虫从肺部随血流移行至肝脏与门静脉系统。

3. 肝门型　由于发育不同步,体形可有曲颈瓶状、腊肠状、延伸状等。这个时期肠管中出现黑褐色颗粒,随着时间的推移,肠管向体中后侧汇合并延伸。生殖器官从雏形发展而至发育完善。雄虫出现 7 个睾丸和储精囊,囊中有精子;雌虫的卵巢、输卵管、受精囊、卵膜、梅氏腺和卵黄腺逐渐发育完备。肝门型童虫由于发育不同步,所以虫体大小差异很大。

# 第三节　血吸虫的生态

## 一、虫卵的形成与排出

(一)生殖细胞的产生　雄虫的睾丸是产生精子的场所。雄性生殖细胞按发育阶段可分为精原细胞、精母细胞、精细胞和精子。睾丸内的周围部分是各级精原细胞,向内的部分为精母细胞,睾丸的中央部为精细胞,而精子则分散在各细胞之间。但各级生殖细胞的上述分区并不很明显,这可能是由于各级精原细胞或精母细胞一经分裂便散开之故。有时同时期细胞液可聚集成群。1 个精原细胞经 3 次分裂,接着精母细胞经 2 次分裂,便产生 32 个精细胞,精细胞不再分裂而演变为精子。

雌虫的卵巢是产生卵细胞的场所。雌性生殖细胞按发育阶段分为卵原细胞、卵母细胞和卵细胞。卵原细胞在卵巢顶部,卵母细胞在中部,卵细胞则主要在卵巢下部。卵细胞较大,直径为 10～12 微米,核大,核内有一大而圆的核仁,细胞质明显。

**(二)卵的形成**　成对的血吸虫成虫寄生在宿主肠系膜静脉中,雌、雄虫不断交配产卵。雄虫储精囊中的精子进入雌虫的卵巢,储存于输卵管的膨大基部。卵巢中成熟的卵细胞逐个排出达输卵管基部,与储于此处的精子相遇而受精。受精的卵细胞沿输卵管继续前移,经卵-卵黄汇合管进入卵膜。同时,卵黄腺中的卵黄细胞成熟后离开卵黄小叶进入卵黄管,沿卵黄管前移。由于卵黄管在与输卵管汇合之前的管腔明显变窄,并受卵黄管壁肌肉和卵黄管瓣的控制,把卵黄细胞逐个地送入卵-卵黄汇合管,经卵膜前房而进入卵膜腔内。因输卵管输送受精卵细胞与卵黄管输送卵黄细胞的速度不同,大约每一个受精卵细胞约与20 个卵黄细胞有节奏地输入卵膜中。

当卵黄细胞和受精卵细胞进入卵膜腔后,卵膜上皮细胞呈分泌相,有分泌颗粒排入腔内,而当卵黄细胞通过卵膜前房时与开口于此的梅氏腺排出的分泌物接触,并在卵膜上皮细胞分泌物的作用下,使进入卵膜的卵黄细胞中的颗粒球迅速释出而游离于卵膜腔中,在卵黄细胞群表面开始融合成均匀、可塑性的薄壳状物,而后定形凝聚成卵壳。成熟卵黄细胞的卵黄颗粒球由蛋白质、酚类物质及酚酶构成。在卵形成之时,酚类物质被酚酶氧化后形成醌,再与邻近的蛋白质结合成未定的交联,并使之鞣化成为醌鞣蛋白。卵壳形成后,卵膜瓣开放,虫卵便从卵膜腔进入子宫。积聚在子宫中的虫卵,沿子宫管道顺序前移,最后经生殖孔排出虫体。

每当卵壳形成之际,卵膜前房处尚残留多余的卵黄颗粒球,亦同时凝聚成尖形突出物于卵壳上,即卵刺。不同种的血吸虫,卵膜腔的形状略有不同,从而决定了虫卵的形态特征。

（三）虫卵的排出

**1. 雌虫的产卵能力** 成熟的雌虫排卵量在寄生期间有一定的变化。如小鼠感染日本血吸虫（大陆株）后 26～33 天，每条雌虫平均产卵 150 个，34 天时为 664 个，44 天时达 2 092 个，58 天时为 929 个，68 天时为 370 个。不同虫种（株）血吸虫的产卵量差别很大，如日本血吸虫平均每天产卵 2 157 个，而牛血吸虫仅为 81 个。

**2. 产出虫卵的去向** 雌虫产出的虫卵大部分沉积在肠道和肝脏等组织中，仅小部分虫卵可随粪便排出体外。

（四）虫卵的发育 血吸虫虫卵由雌虫产出后，在宿主组织中有一个胚胎发育过程。经国内外学者的多次观察证实日本血吸虫虫卵自雌虫产出至发育成熟（含毛蚴卵）需要 10～11 天。

**1. 单细胞期** 含一受精卵细胞，圆形，核大，核中央有一核仁，胞质内可见一精子。

**2. 细胞分裂期** 卵细胞开始分裂成大、小 2 个细胞。大型细胞分裂的细胞群接近卵壳内壁继续分裂并分化为胚膜；小型细胞反复分裂的细胞群呈实体桑葚状。卵黄细胞膨胀，透亮如空泡，渐渐消失。

**3. 器官发生期** 卵细胞分裂后期细胞群开始分化，逐渐可见神经团、头腺细胞、焰细胞和纤毛上皮细胞等，最后可分辨出胚胎前端和后端。

**4. 毛蚴成熟期** 卵内形成一椭圆形毛蚴，有时可见毛蚴伸缩运动。

（五）虫卵排至外环境 血吸虫虫卵从血管中通过肠壁或膀胱等组织释放到肠腔或膀胱腔中，然后随粪便或尿液排出。

（六）虫卵的寿命 日本血吸虫虫卵在宿主组织内的寿命很短，从产出至死亡仅 22～23 天，发育成熟的卵在外界环境中因温度不同存活时间也不同，温度过高或过低都会降低其寿命。

# 二、毛蚴的生态

**(一)毛蚴孵化的过程和机制**　成熟的血吸虫虫卵有机会落入自然界水体中,条件适宜时,卵内毛蚴活动增强,在卵内不停地转动,最终破壳而出,在水体中游动,这一过程称为孵化。

有光线和氧,适宜的渗透压,温度在 26℃ 左右,有利于毛蚴的孵化,但各种血吸虫孵化的适宜条件不尽相同。例如,曼氏血吸虫虫卵对光线和氧气均无要求,温度在 26℃~39℃ 时孵化率相等;而对渗透压有一定的要求,在 2% 食盐水中经 6 小时以上可孵化 50%,低渗条件下可达 100%。埃及血吸虫虫卵的孵化对光线敏感,在有光线时孵化率达 89%,黑暗中仅 12%。影响日本血吸虫虫卵孵化的因素主要是渗透压、温度和光线,在等渗情况下毛蚴不能孵化,清水(低渗)中孵化率达 100%,孵化率随着盐浓度增加而递减,0.2% 盐水中孵化率不减,0.5% 盐水中孵化率降为 60%,0.8% 时为 7.5%,1% 时为 1.8%,1.2% 以上浓度中孵化完全被抑制。温度低于 10℃ 或高于 37℃ 时孵化被抑制。充足的光线能加速日本血吸虫卵的孵化,黑暗中孵化受到抑制。孵化适宜的 pH 为 7.5~7.8,若 pH 小于 3 或大于 10 则孵化完全被抑制。自来水剩余氯含量大于 0.3 毫克/升即可影响毛蚴孵化。将自来水放置 24 小时后,pH 为 7.4~7.6,剩余氯为 0~0.25 毫克/升,对毛蚴孵化无影响。若将自来水煮沸冷却后,pH 升高为 8.8,虽已无余氯,也能影响毛蚴的孵化。

**(二)毛蚴的向性**　毛蚴具有向上性、向光性、向温性等习性,但向光性较显著。据报道称,日本血吸虫毛蚴的向光性与温度有密切的关系。水温低于 10℃ 或高于 35℃ 时毛蚴无向光性,在 15℃ 时对不同光照强度均具向光性反应,在 15℃~34℃ 时,毛蚴只对一定的光强度才具向光性。日本血吸虫毛蚴有一种特性叫做"穿泳性",即向上性,在孵化瓶中孵化毛蚴时,毛蚴孵出后具有穿过脱脂棉而到达水体上层的能力。

**(三)螺类宿主对毛蚴的吸引**　当毛蚴到达螺类宿主栖居部位时,螺产生的化学性刺激物吸引毛蚴在螺的周围游动。Chernin(1970)提出螺类释放一种水溶性物质,即"毛蚴松",此物质能刺激毛蚴改变游动状态,有助于寻找螺类宿主。据观察,放置螺类越久的水对毛蚴的吸引越强。将养螺水进行分析,纯化后的"毛蚴松"主要成分是镁离子。根据多方研究认为,"毛蚴松"实际上是由多种元素组成的,是螺的排泄分泌物综合起到对毛蚴的吸引作用,其中包括氨、一些脂肪酸、氨基酸以及胺类(5-羟色胺、多巴胺等)。

**(四)毛蚴钻入螺体的过程**　毛蚴一旦接触到适宜螺类宿主的引诱刺激物时,便围绕螺的头足部进行探索性游动,寻找合适的钻入部位。毛蚴以纤毛的强烈运动冲击螺体,以钻器的吸附作用和1对侧腺分泌黏液的作用,固着于螺体。经 10～20 分钟,毛蚴前端钻器明显伸长行钻穿动作,将螺体组织钻破,从裂口处伸进,固定在软组织上。此时毛蚴顶腺排出含酶的分泌物以溶解、消化螺体上皮组织,同时毛蚴不断行伸缩动作,从已溶解的部位进入螺体。此时,毛蚴顶腺细胞的内容物已排空。毛蚴钻入螺体时,体表的纤毛上皮细胞也一直保持到在螺体软组织内数小时后才失去其结构。可见毛蚴钻入螺体是吸附作用、钻穿作用和溶解组织作用的综合结果。

**(五)毛蚴的运动与寿命**　毛蚴从卵中孵出后通过纤毛在水中做直线游动,遇到障碍便转向再做直线游动。毛蚴游动的速度受其孵出时间、温度、光照以及水质等的影响,如随着孵出时间而递减,随温度上升而加快。毛蚴在低渗水中游速比在新鲜自来水中要快,光照强度与毛蚴的活动速度也呈正相关。

毛蚴孵出后的存活时间很短,在自然气温范围内一般为 15～94 小时;在 10℃～33℃范围内,温度越高,毛蚴活动越多,死亡也越快。在 37℃时,毛蚴在 20 分钟内活动已大为减少,至 2 小时几乎全部不动而死亡。

### (六)毛蚴在螺体内的发育和无性繁殖

**1. 毛蚴转变为胞蚴** 毛蚴钻入螺体组织后的最初 15 分钟内结构仍完整,随后纤毛上皮细胞最外层膜开始消失,细胞间嵴增大、突出,并相互融合,逐渐形成母胞蚴的体壁。毛蚴体内的构造如纤毛上皮细胞板、钻器、肌肉和感觉器等均在 24 小时内逐渐退化而消失。顶腺和侧腺也于钻入后 24~48 小时相继消失。神经团及其外周神经细胞于 3~5 天内消失,而原有的皮层下细胞、网状细胞核、胚细胞的数目继续增加。

**2. 母胞蚴的发育繁殖** 新形成的早期母胞蚴体内充满大细胞核的胚细胞。母胞蚴体内的胚细胞增殖迅速,但发育不同步,形成细胞团块。随后这些细胞团块出现裂纹,分裂成若干小团而形成子胞蚴。母胞蚴的形状和大小随发育进程而有不同,早期母胞蚴多呈球形,以后呈椭圆形或长椭圆形的袋状体。母胞蚴大多在毛蚴钻入螺体组织的附近发育。如曼氏血吸虫和埃及血吸虫即是如此,但日本血吸虫毛蚴则可侵入螺体的所有组织,特别是腔形器官(包括内脏腔、心脏等)中发育为母胞蚴。母胞蚴有一定的活动性,可从头足部移向内脏。

**3. 子胞蚴的发育繁殖** 子胞蚴是合胞体外壁包被的若干未分化的胚细胞群和分化的幼胚的结构。外形较母细胞更为一致和稳定,呈细长形,发育较为成熟者多呈节段性。有一锥形凸起的为前端,体表有小棘,前密后疏。子胞蚴在螺体内移行至螺的消化腺中后,发育增大,分化出幼胚而后形成尾蚴。

**4. 子胞蚴的胞蚴生成** Jourdance 等(1980,1981,1984,1985)多次实验证实,将子胞蚴从供体螺移植到受体螺可以复制曼氏血吸虫、埃及血吸虫、牛血吸虫和日本血吸虫的子胞蚴再产生胞蚴。他们还证实曼氏血吸虫在光火双脐螺体内发育期间,子胞蚴产生新一代胞蚴已成为血吸虫幼期增殖的一种正常模式。由此可以认为,子胞蚴的活性有 2 个特征:一个是尾蚴生成,另一个是胞蚴生成。

**5. 子胞蚴的尾蚴生成** 子胞蚴体内的胚细胞经分裂成为多细胞的胚球,游离于子胞蚴的育腔内,逐步发育成尾蚴。据 Cheng 和 Bier(1972)的观察,曼氏血吸虫尾蚴在子胞蚴中的发育过程大体分为 7 期:①胚细胞未分化;②胚细胞分裂为胚细胞和体细胞的聚集体,构成分裂球;③部分体细胞分裂并融合成一表膜,包被胚细胞和体细胞形成胚体;④胚细胞集于一段,胚体增大、延长;⑤幼胚一端出现一球状芽体,逐渐长大,分成体部和尾部,尾部出现分叉,头器和腹吸盘原基已现;⑥尾干明显延长,出现钻腺原基细胞,胚细胞聚集成生殖原基;⑦尾蚴结构已全部形成,发育成熟。

## 三、尾蚴的生态

**(一)尾蚴的逸出和逸出条件** 尾蚴从子胞蚴体壁钻出后,聚集于螺消化腺周围的小叶间隙,移行至血腔,再从直肠周围到伪鳃和外套膜颈部,然后逸出螺体。

尾蚴自螺体逸出的首要条件是水。钉螺在有点滴露水的草地、草叶上或潮湿的泥土均能逸出尾蚴。自然水体(江、河、塘、井水)和去氯自来水均不影响尾蚴逸出,但蒸馏水或新鲜自来水则不利于尾蚴逸出。水温是尾蚴逸出的重要条件之一,$1℃\sim3℃$ 时无尾蚴逸出,$5℃$ 时仅有少量尾蚴逸出;$20℃\sim25℃$ 是尾蚴逸出的最适宜温度。光线也是尾蚴逸出不可或缺的条件,在有光照条件下逸出的尾蚴数明显地多于黑暗中逸出的尾蚴数。

**(二)尾蚴的行为**

**1. 尾蚴的运动** 日本血吸虫尾蚴在水中游动时以尾干反复做环形转动而使体部和尾叉旋转,呈尾部向前的倒退游动,大多向上游动集于水面。尾蚴以腹吸盘接触水面,而以其尾部向下弯曲的姿态静止于水面。日本血吸虫尾蚴逸出后,在水体中的分布。98.2%浮于水面,0.4%在水体中,1.4%沉于水底。但曼氏血吸虫尾蚴混悬于水体中,游动至水面时则用尾叉平展接触水面,体部向下,以倒悬的姿态静止于水面。

**2. 尾蚴的寿命与感染力** 新逸出的尾蚴大多能成功地钻穿宿主皮肤,但真正能达宿主体内发育为成虫者为极少数。原因是逸出的尾蚴不可能在短时间内均遇到适宜的宿主,仅在逸出后的若干小时内具感染性。尾蚴自螺体逸出后在水中并不能摄食,仅靠体内储存的糖原代谢获得能量,因此其生活力是短暂的,体内储存物耗尽便自然死亡。尾蚴生活时间的长短与多种因素有关。水中温度越高,日本血吸虫尾蚴生活时间越短。尾蚴逸出后即使在适宜温度下,随着时间延长,其感染力也会下降。

**(三)尾蚴在终末宿主体内的发育和有性繁殖**

**1. 尾蚴侵入宿主皮肤** 日本血吸虫尾蚴与宿主皮肤接触,即黏附于皮肤表面,主动迅速地侵入皮肤。血吸虫尾蚴体部前端已特化为头器,具有多层次肌型。头器上面靠近腹侧有 2 排对称的 5 对钻腺口及其围褶,在它的外围有 7 对感觉乳突。这些特点和结构有利于尾蚴探索和钻穿入侵部位。据实验观察,尾蚴自钉螺体逸出后 6～12 小时内,在 20℃～25℃条件下,10 秒钟即可侵入小鼠和家兔皮肤,30 秒钟可侵入豚鼠、仓鼠皮肤。

尾蚴侵入宿主皮肤的过程大体可分为以下 3 个步骤:①附着,以尾蚴体部腹面紧贴于宿主皮肤;②寻找钻入部位,尾蚴在宿主体表以其头器和腹吸盘交替附着,使体部伸缩而爬行,寻找合适的钻入部位,并排出腺体分泌物起黏附作用;③侵入上皮层,尾蚴放松腹吸盘,使体部上斜与皮肤呈 40°角倾斜,并做强烈伸缩动作,尾部摆动以助推进,排出腺体分泌物溶解局部组织,钻破皮肤而侵入宿主上皮层中。体部钻入时尾部脱落于宿主体外。尾蚴的入侵,是在酶的化学作用和物理机械运动协调作用下完成的。

**2. 尾蚴与童虫的区别** 尾蚴进入宿主皮肤后一直到性成熟前的一段时间均为童虫。尾蚴转变为童虫不仅尾部脱落,而且前、后钻腺的内含物已排空,不能耐受淡水而适应盐水-血清环境。以前认为激发尾蚴转化为童虫与体、尾部分开有关,后发现在等渗和37℃条件下可使尾蚴带尾转化。

**3. 童虫在宿主体内移行**　尾蚴钻入宿主皮肤转变为童虫,在局部短暂静止后,继续穿钻抵达真皮层,进入血管,经血液循环在体内移行,最后到达肝肠系膜静脉寄生,发育为成虫。在移行过程中,绝大多数移行中的童虫可到达肺脏,但仅少部分童虫能在肝门脉系统中发育成熟。童虫经肺-体循环移行可反复多次,童虫在血流循环过程中最大的障碍是肺脏。有的童虫可穿过薄壁的肺毛细血管而入肺泡,大多数被截留在肺泡中达 3 周之久。童虫若到达肺泡-支气管联合处,则可被咳出或从消化道排出,或者留于肺泡中崩解。

**4. 血吸虫的异位寄生**　血吸虫童虫移行和成虫寄生主要在血管内进行,最终寄生于门静脉和肠系膜静脉系统,其所产生的虫卵也主要存在于这些静脉分布的脏器。就日本血吸虫而言,主要是肠壁和肝脏。如果虫体或其虫卵存在于上述范围以外的脏器组织中则称异位寄生,由此而发生的病变称异位损害。最常见的异位寄生主要是肺脏、脑和皮肤等部位,还在肺血吸虫病人尸体解剖时找到成虫。此外,尚有睾丸鞘膜、阴囊、膀胱、子宫颈黏膜等的异位损害。

## 第四节　血吸虫的宿主

### 一、中间宿主

血吸虫都有相应的螺类宿主,迄今发现的螺类宿主分别隶属于肺螺亚纲中的扁卷螺科,或前鳃亚纲中的圆口螺科。非洲和南美洲人体血吸虫由肺螺亚纲、扁卷螺科中的某些螺类传播,而亚洲人体血吸虫由圆口螺科中的某些螺类传播。例如,日本血吸虫由钉螺传播;湄公血吸虫由大口新拟钉螺传播;马来血吸虫由钙河罗氏螺传播;迄今发现中华血吸虫复合体可能包括 4 个不同的种,它们的螺类宿主包括拟钉螺如 Tricula bollingi、德氏螺和景洪螺如

Jinhongia jinhongensis，可能还包括新拟钉螺。

**（一）日本血吸虫的螺类宿主**　钉螺是日本血吸虫唯一的中间宿主。在动物分类学上属软体动物门、腹足纲、前鳃亚纲、中腹足目、麂眼螺超科、圆口螺科、圆口螺亚科、钉螺属。钉螺分布于东亚和东南亚国家，主要分布于我国（包括台湾省），其次是日本、菲律宾和印度尼西亚。在我国，钉螺分布于长江流域及其以南的12个省、自治区、直辖市。

**（二）湄公血吸虫螺类宿主的种类**　湄公血吸虫的螺类宿主是大口新拟钉螺（Neotricula aperta）。在分类上应隶属于圆口螺科、拟钉螺亚科、厚脯螺族、新拟钉螺属。该螺分布于湄公河下游的老挝、泰国和柬埔寨。

**（三）马来血吸虫的螺类宿主**　马来血吸虫分布于泰国和马来西亚，Davis 和 Greer（1980）认为它是一个新种，1988 年命名为马来血吸虫（Schistosoma malayensis Greer 等，1988），并认为它是日本血吸虫复合体的一部分，与日本血吸虫相比，要更接近于湄公血吸虫，但三者的成虫和虫卵彼此之间较相似。其螺类中间宿主在泰国至今尚未发现，而在马来西亚的彭亨州发现是钙河罗氏螺和 R. gismanni。

**（四）曼氏血吸虫的螺类宿主**　曼氏血吸虫的螺类宿主是双脐螺属，它隶属于扁卷螺科、扁卷螺亚科。共有 26 种双脐螺分布于非洲和南美洲（包括加勒比地区），其中 17 种分布于新热带，但仅有 47% 的新热带种类可自然感染或有可能感染曼氏血吸虫，而分布于非洲的所有双脐螺种类均传播曼氏血吸虫。最常见的种类包括：光滑双脐螺（Biomphalaria glabrata），分布于西印度群岛和南美洲；亚氏双脐螺（B. alexandia），分布于北非；菲氏双脐螺（B. pfeifferi），分布于除北非以外的整个非洲和西南亚地区。

**（五）埃及血吸虫和间插血吸虫的螺类宿主**　埃及血吸虫和间插血吸虫的螺类宿主均是小泡螺属，它隶属于扁卷螺科、小泡螺亚科。迄今约有 25 种小泡螺的记录（不计算亚种，也不包括可能分布于澳大利亚尚未发现的种),它分布于整个非洲和印度洋的一些岛屿。传播埃及血吸虫的重要种类包括:截形小泡螺(B. truncatus),分布于非洲和小亚细亚;非洲小泡螺(B. africanus),分布于非洲;球形小泡螺(B. globosus),分布于西亚、中非和东非。传播间插血吸虫的重要种类为福氏小泡螺(B. forskalii),分布于南非。

## 二、终末宿主

哺乳动物是血吸虫的终末宿主,当血吸虫尾蚴从钉螺体内钻出后,将会钻过哺乳动物的皮肤进入其体内,导致感染血吸虫病。一般是由哺乳动物接触疫水后感染,因尾蚴只在水中生长,离开水后则迅速死亡。寄生于人体的日本血吸虫、湄公血吸虫、曼氏血吸虫、间插血吸虫和埃及血吸虫可以不同程度地在某些哺乳动物体内寄生,其中日本血吸虫寄生的动物宿主种类最多。

在我国,自然感染日本血吸虫的家畜或家养动物有黄牛、水牛、马、驴、猪、山羊、绵羊、犬、猫和兔等;野生动物有灰麝鼩、刺猬、臭鼩鼱、黑线姬鼠、赤腹松鼠、黑腹绒鼠、豪猪、棕色田鼠、小家鼠、社鼠、黄胸鼠、针毛鼠、罗赛鼠、大足鼠、褐家鼠、黑家鼠、华南兔、豹猫、金钱豹、蟹蠓、狗獾、黄鼬、狢、小灵猫、赤狐、小鹿、野猪、猕猴,共计 7 个目、28 个属、40 种。曼氏血吸虫的动物宿主虽然也达到 7 个目、28 个属和 40 种之多,但由于它主要分布在非洲与南美洲,由于动物区系的不同,两大洲的动物种无交叉,主要动物宿主有家鼠、野鼠、负鼠、狒狒等。埃及血吸虫动物宿主范围较窄,迄今仅自然感染 3 个目、7 个属、9 种,其中以猩猩、狒狒等 5 种灵长类为主(毛守白,1990)。湄公血吸虫的动物宿主主要有狗、羊、牛、大羚羊、野牛、兔等。

# 第三章　血吸虫病的流行病学

## 第一节　传播过程

传播过程是指病原体离开感染的机体,经过传播途径再进入易感者体内造成感染的整个过程。血吸虫的传播过程涉及人和脊椎动物宿主、中间宿主钉螺,以及它们共同生存并能完成传播的外界环境。血吸虫必须在两类宿主的体内环境完成有性生殖(脊椎动物)和无性生殖(螺类);而其自由生存的幼虫阶段还需存在于两类宿主活动的外界环境中,必然影响宿主的行为和中间宿主的动力学。由此可见,血吸虫的传播过程是错综复杂和时有变异的。

## 一、传 染 源

血吸虫病传染源为体内有病原体生存繁殖并能散布病原体的人和哺乳类动物。尾蚴钻入宿主皮肤后即变成童虫。在皮肤内停留1~3天后由淋巴入血液,通过心脏、肺脏抵达肝内门脉分支。大多数童虫于感染后13~16天抵达肠系膜静脉并发育成熟而定居于此。从尾蚴侵入皮肤至在粪便中查到虫卵的开放前期,为34~44天。

**(一)流动人口和水上作业人员**　随着农村的经济发展,农村流动人口急剧增加。未感染血吸虫病的人到疫区打工,由于缺乏血吸虫病的防治知识,较容易感染血吸虫病。来自重疫区的慢性血吸虫病打工者由于治疗管理不到位,成为更危险的输入性传染源。水上作业人员包括渔民、船民,居无定所,粪便难以全面收集管理,成为传染源之一。

**(二)未能禁牧的家畜**　健康耕牛若放牧于有螺地带,很可能感染血吸虫。已感染血吸虫的耕牛在牧场排便,则加剧了血吸虫病的传播。

## 二、传播途径

血吸虫的中间宿主均为螺类。日本血吸虫的中间宿主为钉螺。近年来,这类动物在流行病学上的重要性越来越受到重视,血吸虫生活史的一部分是在螺体内完成的,各种血吸虫的分布严格地受着各有关螺分布的支配。日本血吸虫的终末宿主是哺乳动物,但对于中间宿主的适应却是非常严格的,在我国只有钉螺是其中间宿主,毛蚴钻入钉螺后经过 2 代胞蚴的发育,逸出感染期幼虫——尾蚴,然后再感染易感的人与动物完成其传播过程。

国内调查资料说明,凡有血吸虫病流行的地方,必有钉螺滋生。没有钉螺的地方,即使有本病的患者,也不能在本地传播。因此,钉螺的生态学研究对于血吸虫病的流行病学有重要意义。

## 三、易 感 者

各年龄人群都可感染血吸虫病,但各年龄组感染率不同。一般说来,5 岁以下幼儿与自然界疫水接触机会少,感染率较低。5 岁以上的儿童渐喜在河边戏水、游泳,则感染率迅速增加。10 岁以后逐渐参加生产劳动,同时戏水游泳者亦多,故感染率上升更快。成人后积极投入生产,经常与疫水接触,故感染曲线高峰往往在青壮年时期。壮年至 50 岁感染率维持相当高的水平之后,有逐步下降的趋势。

不同性别对血吸虫病的易感性没有区别,各地男女感染率的差别是两性生产劳动方式和生活习惯不同所造成的。

**(一)湖沼型** 半数以上的急性感染发生在仅占总人口10%～15%的儿童和 20 岁以下的青年中。由于到湖滩上割草、放牧、下水捕鱼者主要为男性,故男性感染明显高于女性。

**(二)水网型** 通常从 10 岁开始,患病率逐渐上升,15～19 岁或22～24岁时达到高峰。这是因为青壮年接触疫水机会增多的缘故。渔民、船民、农民感染率最高,其次为农村学生和儿童。通常男性患病率高于女性。

**(三)山丘型** 人群感染率以农民、学生、儿童为高。其中16～30岁年龄组最高。多数地区男性高于女性,但云南省的少数民族地区如彝族地区的农业生产劳动主要由妇女承担,因而女性的感染率高于男性。

# 第二节 流行病学特点

## 一、地 方 性

5种血吸虫病在世界上各有其一定的地区分布。日本血吸虫病流行于中国、日本、菲律宾和印度尼西亚的苏拉威西。湄公血吸虫病主要分布于泰国、老挝和柬埔寨等地。血吸虫病的地理分布与血吸虫的中间宿主钉螺的分布是一致的,有着严格的地方性。

在我国南方的12个血吸虫病流行省、自治区、直辖市中,并非普遍流行。各地区有其一定的县或市、区,各县有其一定的乡、镇,各乡镇有一定的居民村、组不同程度地流行血吸虫病。流行程度与类型决定于钉螺的分布特征。例如,长江中下游大多数流行地区是连成大片的,但在这样广阔的流行地区内,也往往可找到小范围没有血吸虫病流行的地区。相距2～3千米的两个自然村,可能一个是严重流行区,另一个则不是。在山区的一些省份,流行地区局限于小块地区或呈狭长带状分布,有的面积很小,仅为数平方千米。这都与钉螺、特别是感染性钉螺的地理分布密切吻合。

我国血吸虫病的流行区,按地理环境、钉螺分布以及流行病学特点可分为3种类型,即湖沼型、平原水网型、山区丘陵型。

**(一)湖沼型血吸虫病的分布和流行特点** 该区血吸虫病流行最为严重。湖沼区的洲滩冬陆夏水,种植芦苇,水位变幅较大,有利于钉螺滋生,有螺面积广大,占全国钉螺总面积的 82.8 %。频发的外洪内涝,更为钉螺扩散创造了条件。每年平均淹水 15 天至 5 个月的洲滩一般都有钉螺滋生。

湖北、湖南、江西、安徽、江苏等地区是重疫区。其中,湖南省最严重,钉螺分布面积达 17.5 万千米$^2$,占全国有螺面积的 51%,有慢性血吸虫病人 21 万多人,占全国总数的 25.7%。洞庭湖则是湖南省疫情最集中的地区,沿湖的岳阳、常德、益阳地区是血吸虫病的重灾区。近年来,长江流域多次发生洪涝灾害,尤其在 1998 年特大洪水后,国家为根治长江水患制定了"平垸行洪,退田还湖,移民建镇"的方针,这对防治水患有积极意义。但退田还湖、平垸行洪后,大部分滩地将重新变为钉螺滋生地,使得许多过去通过围垦消灭钉螺的地方又可能成为适宜钉螺滋生的沼泽地。

耕牛是湖沼区血吸虫病的主要传染源,占传染来源的 70%～90%。这主要是因为当地农民习惯在洲滩昼夜放养耕牛,耕牛易感染患病,且其排粪量相当于 1 个人排粪量的 20～50 倍,造成虫卵大量扩散。渔民、船民粪便也污染水源,故航道周围及船泊集中地点的钉螺感染率较高。

**(二)平原水网型血吸虫病的分布和流行特点**　主要分布于长江三角洲一带。北自江苏省的宝应、大丰等地,南到浙江省的杭嘉湖平原,包括上海市郊区各县(崇明县除外)和江苏省、浙江省部分地区,面积约 3 万千米$^2$。

这类地区河道纵横,密如蛛网,钉螺沿河沟呈网状分布,多滋生于水流缓慢的小河、沟渠、稻田的进出水口。电灌渠道的干支渠、节制闸和涵洞,钉螺密度相当高。在水网地区,易感地带常常位于居民点附近,如居民因生产、生活常去的地方,或船民、渔民经常停靠船只的码头附近,或牛棚和耕牛过河的渡口附近,或排灌渠道内。

此外,四川省的一些平坝和湘、赣、皖等省部分经围垦后的洲滩,也类似水网地区。这类地区气候温和,雨量充沛,地势平坦,河沟纵横,适合钉螺生存,血吸虫病流行广泛。水网地区的晚期病人较多,主要是反复感染造成的。

（三）山区丘陵型血吸虫病的分布和流行特点 除上海市,各流行省、自治区、直辖市都有这类流行区的分布,其中四川、云南两省基本上属于山区丘陵型。该地区的山区交通不便,经济贫困,动物宿主多,消灭钉螺和控制传染源的工作难度很大。

这类地区主要是通过施用粪肥,在水沟中冲刷马桶等方式污染水源;动物粪便和牧童野粪是扩散污染的一个途径;山洪也可引起钉螺扩散。

与沿江湖区不同的是,在湖区没有水的地方钉螺就无法生存,但在丘陵山区只要有潮湿的土壤,钉螺就能滋生。山区钉螺比湖区钉螺的体积小,孵化的血吸虫尾蚴个头也小,感染人、畜速度更快,接触疫水3秒钟即可被感染。

这类地区面积虽不大,但分布范围广,环境复杂。钉螺严格沿山区水系分布,水系以分水岭为界,各自独立,往往山一边有螺而另一边无螺。在同一水系范围内,从上而下钉螺感染率渐增。

# 二、季节性

血吸虫病一年四季均可发生,但以春、夏季感染的机会最多。冬季下水的人数较少,下水的次数也较少,下水的时间较短,接触面积较小,因此冬季感染的机会比其他季节少。但春、夏之交,由于农忙与疫水接触的机会多,夏季与疫水接触的机会更多,如防汛抗洪、下水游泳、洗衣服等,皮肤与疫水接触的面积大,感染尾蚴的数量也大大增多。

其次,钉螺逸出尾蚴受自然因素的影响很大。20℃～25℃时逸蚴最多。雨量影响钉螺逸蚴。春季多雨,水栖钉螺增多,尾蚴也随之逸出得多。雨后,草叶上滴水增多,地面上水量也增多,增加了钉螺逸放尾蚴的机会,因此可能发生感染的机会也大为增加。久旱无雨时,河、沟水位低落,如钉螺不随水位下降,则水里的尾蚴减少。久旱时感染性钉螺的逸蚴机会减少,螺体内累积的尾蚴数量增多,一旦下雨,经新鲜水刺激,大量尾蚴从螺体内逸出。钉螺逸出尾蚴开始时多,以后逐渐减少。故雨季开始时最易发生感染。

### 三、年龄和性别分布

各年龄人群均可感染血吸虫病,但各年龄段感染率不同。如5岁以下婴幼儿与疫水接触的机会少,感染率就低。5岁以上的儿童喜欢在河边戏水,感染率则迅速增加。10岁以后逐渐参加劳动,戏水游泳的也多,故感染率上升更快。成年后完全投入生产劳动,经常与疫水接触,因此感染高峰往往在青壮年时期。壮年至50岁感染率维持高水平之后,到老年有逐步下降趋势。

## 第三节 影响流行过程的因素

自然因素和社会因素通过对传染源和传播途径的作用,可促进或遏制血吸虫病的流行过程。在这两个因素中,社会因素起着主导的作用。

### 一、自然因素

血吸虫中间宿主钉螺的滋生与气温、水分、土壤、植被等因素密切相关。毛蚴的孵化和尾蚴的逸出除了水以外,还受到温度、光照等条件的影响。血吸虫在螺体内的发育与温度和营养条件有关。血吸虫与钉螺在长期进化中互相适应,因为两者所需要的自然条件是息息相关的。

**(一)气温** 我国有钉螺地区均分布于1月份平均气温为1℃的等温线以南。最适宜于钉螺滋生繁殖的气温为15℃～25℃,是钉螺交配、产卵、卵的孵化以及幼螺成长的最佳温度范围。温度高于30℃或低于10℃时则活动迟缓或停止不动。在自然环境中常躲在土缝、草根下不动。夏日炎热,居民游泳、戏水的机会增加。

由于大面积暴露于疫水,容易获得急性感染。

（二）水　血吸虫生活史中的许多阶段都是在有水的条件下完成的,如毛蚴的孵出和尾蚴的逸出。血吸虫病流行区都有较多的水源,如江、河、湖泊和山溪,且雨量充沛,中间宿主钉螺也适宜在潮湿地带生存。因此,水对血吸虫的生活史有很大的影响。

（三）土壤　有机质丰富的土壤和岸边丛生杂草是钉螺滋生的必要条件。岸边的瓦砾堆、桥墩的缝隙等都可成为钉螺的滋生地。如无泥土,钉螺即不能产卵和繁殖后代。所以,用水泥嵌缝构建灌溉沟,使其水泥化,改变钉螺的滋生环境是生态灭螺的成功范例。

## 二、社会因素

血吸虫病是一个社会性很强的疾病,许多社会因素影响血吸虫病的传播与流行。这些因素包括人、畜的行为（暴露与污染）以及人口流动、水利建设和社会制度等。

（一）人、畜的行为

1. 暴露　接触含有血吸虫尾蚴的疫水是血吸虫病传播的必要环节。随着地理、社会、经济、文化和生活习惯的不同,接触疫水的方式与频率有很大的差异。因地制宜地调查居民接触疫水的习惯,了解当地居民接触疫水的特点,是制定有效对策的基础。

2. 污染　含有血吸虫虫卵的人、畜粪便污染螺类宿主滋生的环境及其污染的程度具有重要的流行病学意义。污染的判定通常可从当地人、畜的感染率、感染度和虫卵排出量推断而得。

（二）流动人口　人口的流动加剧了血吸虫病的传播与流行。包括外出打工者和水上作业者,这两者的血吸虫感染率均高于当地居民。渔民们居所不定,随处排便,污染严重。由于他们长年在水上活动,缺少治疗的机会,有近半数的病人不能得到及时的治疗,病情不断加重。流动的渔民、船民是湖区的重要传染源,由于难于管理,给血吸虫病防治工作增加了难度。

（三）水利建设　世界上在水利建设后造成血吸虫病扩大的事

例并不少见。如埃及的阿斯旺湖水坝,加纳的沃尔特湖和非洲四国的卡巴利湖水利建设是最为突出的事例。阿斯旺水坝建成后扩大了灌溉面积,由季节性灌溉改为常年灌溉,曼氏血吸虫的中间宿主阿里山大双脐螺成为当地优势种,于是曼氏血吸虫感染率由建坝前的 2%～11% 增加至 44%～75%,血吸虫病病人迅速增加数万人。

实际上,水利建设与血吸虫病传播的关系具有双重性。如果在水利建设之前充分考虑到环境改变将引起生态平衡的改变,彻底消灭库区的螺类宿主,制造不利于螺类宿主生存的条件,则可收到兴利除害的效果。

**(四)社会制度**　社会因素中社会制度起着决定性的作用。血吸虫病主要流行于发展中国家或不发达的国家。血吸虫病在我国流行的历史悠久。新中国成立前,灾难深重的疫区人民受到血吸虫病的严重危害,会落到田园荒芜、家破人亡的境地。新中国成立以来,党和政府对血吸虫病的防治非常重视。当 1958 年余江县消灭了血吸虫病,毛主席谱写了光辉诗篇《送瘟神二首》,给予全国人民极大的鼓舞。经过 30 多年的艰苦工作,血吸虫病防治取得了举世瞩目的成就,彻底改变了疫区的面貌。虽然当前血吸虫病的防治任务还很艰巨,但随着社会的进步,经济的发展,其防治工作的前景是美好的。


# 第四节　动物血吸虫病与流行的关系

我国已查出感染血吸虫病的动物除牛、羊外,尚有马、驴、骡、猪、犬、猫、家兔、沟鼠、黑家鼠、黄胸鼠、姬鼠、斯氏家鼠、大绒鼠、獐、狐、豹等 42 种哺乳类动物。哺乳动物对日本血吸虫几乎都易感,因此日本血吸虫病是人兽共患病。家畜中牛、猪是重要的传染源。当哺乳动物在有钉螺滋生的地方饮水或吃草时,在草丛中或潮湿地面上行走或卧息时,可由水中、草叶上的水滴和地面上水中的尾蚴侵入口腔黏膜和皮肤发生感染。

各种动物与疫水接触的频率及接触的面积不同,因而各种易感动物的感染率及感染程度也不同。同种动物的感染率与感染程度在各地也不相同。钉螺的密度、感染率和尾蚴的密度与分布各地不同,这些都是影响各地易感动物感染率高低的因素。沟鼠与水的接触最为频繁,其感染率往往高于其他鼠类。水牛和黄牛的感染率不等,在同一地区的黄牛感染率一般高于水牛,水牛的感染率随着年龄的增长而减低,且有自愈的倾向,黄牛则不然。猪、犬在传播血吸虫病中具有双重作用,因为猪、犬易食人类野粪,虫卵经猪、犬消化道后,难以孵出毛蚴,因此在农村中可清除部分污染源;而猪、犬本身为宿主,可成为传染源。

在易感的哺乳动物中,有许多生活在远离居民点的野外,所以日本血吸虫也是一种自然疫源性疾病。人体内的血吸虫能感染实验动物,后者所表现的症状和病理变化与人体感染后的表现大体相仿。在我国大陆,人与动物的血吸虫相互影响,从而加重了流行的程度。感染的动物种类繁多,分布广泛,随地排出有虫卵的粪便,虫卵在适宜温度的水中孵出毛蚴使钉螺感染,转而危害人。很多流行病学资料说明,人、畜的感染是相互影响的。感染动物的流行病学意义受着许多因素的影响,如动物活动场所与居民点的距离,动物的数量及感染率的高低,动物的排粪量、含虫卵数和排粪地点等。各地区应根据钉螺滋生地的野粪污染调查结果确定当地的主要传染源。鼠类数量大、繁殖快,沟鼠与居民点接近且常在水边,鼠粪入水的机会多,故沟鼠的感染率往往高于其他鼠类。牛粪成堆,不像羊粪、鼠粪呈颗粒状易于干燥,所以牛粪中的虫卵可以经久不死。在气温低的季节,潮湿地方牛粪中的虫卵经过数月仍能孵化出毛蚴。水牛粪便中虫卵数较黄牛为少,但水牛喜排粪于水中,故水牛血吸虫感染的流行病学意义不亚于黄牛。在用圈饲法养猪的地方,猪很少有感染血吸虫的;但在湖区的一些省份,猪散放在外面,食野食,导致

猪的感染率很高,甚至成为当地主要的传染源。在 20 世纪 80
年代以后,野生动物血吸虫感染率一般较低,在血吸虫的传播中
作用甚微。

# 第四章 血吸虫病的发病机制
## 与临床表现

## 第一节 急性血吸虫病

### 一、发病机制

血吸虫病急性期是大量成熟虫卵释出的可溶性虫卵抗原刺激宿主免疫系统,使 T 细胞致敏并激活 B 细胞产生大量抗体。除虫卵肉芽肿形成外,在循环中抗原过剩而抗体迅速增高的情况下,虫卵抗原和(或)抗原-抗体免疫复合物激发宿主产生Ⅲ型变态反应,免疫复合物激活补体,使中性粒细胞趋化,从而加剧组织损伤和炎症反应,临床出现类似血清病样表现。

### 二、临床表现

急性血吸虫病多见于初次感染者或再次感染大量尾蚴的慢性或晚期血吸虫病患者,初次感染者反应较重,临床表现为毒血症综合征。

(一)发热　发热是本病重要的症状,也是判断病情轻重的重要依据,有低热型(轻型)、间歇型或弛张性(中型)、稽留热高热型(重型)之分。

(二)过敏反应　约 40% 的患者有荨麻疹,或有神经血管性水肿,部分患者淋巴结肿大、出血性紫癜、支气管哮喘等过敏反应。还可发生尾蚴性皮炎,即接触疫水后数小时出现米粒大至黄豆大小的丘疹和瘙痒症状,数小时至 2～3 天内消失。

**（三）胃肠道症状**　在发热期间,多出现食欲减退、下腹部疼痛不适、腹泻、恶心等消化道症状,大便性状呈脓样、血样、黏液样。重度病例可有腹膜刺激症、少量腹水、黄疸。

**（四）呼吸系统症状**　半数以上病例在发病后 2 周内有干咳,痰较少,偶见痰中带血,甚至伴有气促或胸痛,或并发游走性肺炎。

**（五）肝脏、脾脏肿大**　肝脏肿大最常见,约占 75%,并伴有压痛。B 超检查肝脏内光点增多,肝实质光点强弱不均,分布较均匀,强光点型与弱光带型分别占 27.6%与 72.4%,重型患者多呈弱光带型。此外,可见肝轮廓饱满,肝包膜不规则略增厚,肝左叶形态改变,肝脏各径线值均增大,三级门脉分支管壁增厚达 2～3 毫米,门脉主干内径值正常(黄令霞等,1995)。25%左右的患者有脾脏肿大症状。

**（六）外周血液白细胞及嗜酸性粒细胞显著增加**　40%～80%的患者白细胞总数 $\geq 10 \times 10^9$/升以上,其中嗜酸性粒细胞比例增高,一般在 15%～30%,也偶有高达 90%的。少数重型患者机体反应性低下,嗜酸性粒细胞不增高反见减少或消失。红细胞与血红蛋白减少,可出现贫血。红细胞沉降率明显增快。

**（七）其他症状**　可有乏力、肌肉关节酸痛,急性脑型血吸虫病可有脑膜脑炎样神经系统垂危症状。由于急性血吸虫病临床表现错综复杂,易被误诊为感冒、伤寒、疟疾、传染性肝炎、肺结核、大叶性肺炎、肝脓肿、脑脓肿、败血症、急性肾小球肾炎等病,临床上需加以鉴别。

## 第二节　慢性血吸虫病

### 一、发病机制

血吸虫病慢性期,宿主虽受虫卵抗原的继续刺激,但细胞免疫相应增强,细胞反应逐渐变成一类以上皮细胞、巨噬细胞和纤维母细胞为主的慢性炎症过程,肉芽肿缩小,新的病变出现与吸收可维持一定的平衡状态,被破坏的组织得以修复。当慢性炎症、纤维组织病变逐渐沿肝内门脉小分支发展时,逐渐形成特征性的血吸虫干线型肝纤维化,并伴有小动脉新生。由于肝细胞坏死和再生现象不显著,故无假小叶形成,肝小叶结构可大致保持正常。肠壁的病变以黏膜和黏膜下层受害最明显。

## 二、临床表现

该类病人是由急性血吸虫病未经彻底治疗,或有经常接触疫水、少量多次感染尾蚴而未有过急性发病表现,逐渐演变而成。由于病情轻重不一,轻者可无明显临床症状,故依其临床表现可分为两大类。

**(一)无症状型(隐匿型)**  患者无明显症状,健康与劳动不受影响,但在体检时发现有轻度肝脏或脾脏肿大,无明显症状或体征,仅在普查时或反复粪检或做免疫学检查时被发现,通过直肠活组织检查或手术时病理检查发现虫卵而确诊。

**(二)有症状型**  慢性血吸虫病的主要症状是乏力、腹痛、不规则肠蠕动和大便带血,慢性血吸虫性虫卵肉芽肿肝病和结肠炎,最常见的症状为慢性腹泻或慢性痢疾,症状呈间歇性出现。患者一般体况尚好,或有不同程度的贫血、消瘦、营养不良和劳动力减弱。肝脏肿大较为常见,肝脏表面光滑、无压痛。多有脾脏轻度肿大。

少数患者于下腹部或乙状结肠部位可摸到质地较硬、固定的、大小不等的包块,其性质可为增厚的肠壁或为虫卵在肠系膜、腹腔淋巴结沉积所致的虫卵肉芽肿与粘连,做活组织病理检查,70%左右的患者有不同程度的肠壁病变,肠息肉也非少见。外周血液白细胞数一般正常或稍增高,但嗜酸性粒细胞常超过 10%。

# 第三节　晚期血吸虫病

## 一、发病机制

血吸虫病发展至晚期,宿主在肉芽肿炎症与免疫反应的长期刺激下,新胶原合成增多,已形成的胶原凝集加强,基质变性或网架改变,胶原降解减少,使大量胶原纤维沉积于肝脏,促使肝纤维化形成和发展,终致肝硬化。血吸虫性肝纤维化时由贮脂(Ito)细胞转变成肌成纤维细胞增多,肝细胞减少,库普弗(Kupffer)细胞、成纤维细胞、内皮细胞、胆管上皮细胞增生活跃。用特异性单克隆抗体技术分析表明,Ⅰ型、Ⅲ型胶原纤维是肝脏主要的胶原成分,在正常人各占 33%,两者主要分布在肝汇管区和终末小静脉周围;Ⅱ型胶原纤维分布于软骨;Ⅳ型胶原纤维主要分布在肝窦周围;Ⅴ型胶原纤维仅分布在细胞外。发展至肝硬化时,Ⅰ型、Ⅲ型胶原明显增多,且以Ⅰ型为主。正常每克新鲜肝组织约含 5.5 毫克胶原,晚期血吸虫病患者每克肝组织含量超过 20 毫克。Ⅰ型、Ⅲ型胶原的比例由于Ⅲ型胶原降解多而使其比值增高。由于干线型纤维化和肝内广泛的纤维隔形成,肝小叶被分隔成结节状,病理表现为分隔型肝纤维化,其主要病理特征是形成门静脉高压。

## 二、临床表现

晚期血吸虫病是由于反复或重度感染,经过较长时期的病理发展过程,形成纤维化性肝硬变门静脉高压症。主要临床特征包括肝脏、脾脏肿大,有腹水、生长发育障碍或消化道出血等。临床表现依其不同类型而异。由于晚期血吸虫病病情复杂、严重、并发症多,对其分型意见存有异议。1959 年将其分为 6 型,即肝脾肿大型、腹水型、巨脾型、门静脉高压呕血型、痞块型、侏儒型(钱真,1982)。1973 年又分为 3 型,即巨脾型、侏儒型、腹水型。1981 年始分为 4 型,即巨脾型、腹水型、结肠增殖型、侏儒型。

**（一）巨脾型**　病人主诉左上腹有逐渐增大的块状物,一般体况和食欲尚可,可有部分劳动能力。脾脏肿大明显,可达脐平线下或骨盆,质地坚硬,内缘常可触及明显切迹。肝功能可处于代偿期。

**（二）腹水型**　是晚期血吸虫病肝功能代偿失调的表现。病人腹胀,腹部隆起,体检可见腹壁静脉明显曲张,脐旁静脉与腹腔静脉互相交通,有时产生静脉杂音,可触及震颤,称为克-鲍综合征（Cruveilhier-Baumgarten Syndrome）。腹水可随病情的发展逐渐形成,或由多种原因诱发,如常由发热、剧烈劳动、呕血、手术和营养不良、药物治疗不当等因素导致。腹水一般为漏出液。根据腹水程度可分为 3 度,以Ⅰ度、Ⅱ度腹水多见,Ⅰ度腹水患者腹围小于 80 厘米,Ⅱ度腹水患者腹围在 80～90 厘米,Ⅲ度腹水患者腹围在 90 厘米以上。腹水由门脉高压、肝功能失代偿和水钠代谢紊乱等诸多因素引起。

**（三）结肠增殖型**　此型患者以结肠病变为突出,临床症状可有左下腹痛、腹泻、便秘或便秘与腹泻交替出现、排血便或黏液便,病变严重者可发生肠梗阻。左下腹可触及长短不一、硬度不等的条索状肿块。结肠镜检查可见黏膜增厚、粗糙,息肉形成或肠腔狭窄,有并发结肠癌的可能。

**（四）侏儒型**　由于在儿童时期多次重复感染血吸虫,使各内分泌腺如甲状腺、肾上腺皮质、生殖腺和垂体均呈退化和萎缩,其中以性腺与垂体前叶功能不全最为明显,性腺退化和萎缩主要继发于垂体前叶功能受到抑制。睾丸病理检查见生精管体积很小,精原细胞、精母细胞和精子均极稀少,睾丸间质组织萎缩。女性子宫小,卵巢滤泡变性,数目减少。近代研究认为,血吸虫病侏儒属垂体性侏儒。临床上除有晚期血吸虫病征象外,以身材呈比例性矮小,面容苍老,生长发育明显比同龄健康人差,生殖器官与第二性征发育不全为主要特征。骨骼 X 线检查显示骨成熟较迟,骨体的生长亦延迟。在 20 世纪 50 年代,血吸虫病侏儒症较多,占重流行区人口的 4%,到 1994 年时,此类患者已明显减少,约占同期血吸虫病人总数的 0.04%(江顺德等,1994)。

# 第四节　异位血吸虫病

异位血吸虫病是指门脉系统以外的脏器发生的血吸虫病变与相应征象。最常见的异位血吸虫病是脑型、肺型和皮肤型。引起血吸虫异位损害的途径有 3 种:一是进入肝内的虫卵越过肝窦至肝静脉,再经体循环首先进入肺。二是虫卵由门静脉系统经过门体侧支循环进入体循环。三是成虫异位寄生,就地产卵所引起。

## 一、脑型血吸虫病

埃及和曼氏血吸虫成虫寄生于人脑与脊髓静脉内均有报道,而日本血吸虫除在反复大量感染的动物脊椎静脉内发现成虫外,迄今为止在人脑中尚未找到。对虫卵入脑的途径,一般认为是虫卵通过体循环脑膜小动脉分支入脑可能性大,另外通过门静脉与脊椎静脉间的吻合支经脊椎静脉入脑也有可能。病变多见于脑中动脉分布区的顶叶、颞叶、枕叶皮质部位,也可见于小脑,病变主要为融合性虫卵结节形成的肉芽肿,其周围脑组织呈胶质细胞增生和脑水肿。

由于分类依据不一,故脑型血吸虫病的分类也不同,通常根据临床表现分为急性型和慢性型。

**(一)急性型**　发病机制可能是中毒性过敏反应导致脑部反应性血液循环障碍。患者除有急性血吸虫病的一般临床特征如发热等外,临床表现较像急性脑膜炎,有神经症状,如嗜睡、意识障碍、头痛、昏迷、痉挛、瘫痪、视力模糊等。目前急性型病例已很少见到。

**(二)慢性型**　发病主要由于虫卵肉芽肿在脑组织内形成及引

起的脑水肿。Arizumi 根据发病机制、症状、体征、病理与生化检查将脑型血吸虫病分为 6 类：①原发性脑病，由于虫卵入侵脑组织引起，病理表现分巨大肉芽肿、散在性损害和持续多灶型。②发热性脑病，表现为脑膜脑炎。③肝性脑病，表现为脑电图异常，甚至无门脉高压。④亚临床脑病，仅有自觉症状，多见于慢性血吸虫病。⑤神经衰弱，伴有顽固的类神经衰弱症状。⑥精神症状，有谵妄、意识障碍等。

按病理损害与临床症状一般分为 4 型：①癫痫型，此型最多见（占 60%～70%），轻者呈局限性癫痫发作，重者呈大发作型发作。少数表现为癫痫持续状态或大小发作混合发生。②卒中型，主要症状为卒然头昏、眩晕倒地，继则昏迷、大小便失禁、偏瘫等，发作后仍可遗留上、下肢轻度中枢性瘫痪。③脑瘤型，可有头痛、呕吐、侧肢运动障碍等脑部肿瘤症状，脑脊液压力增高，CT 和造影检查可见脑部有占位性病变。④脑膜脑炎型，此型多见于急性期病人，又称急性脑血吸虫病，主要症状为发热、昏睡、阵发性失语、痴呆、大小便失禁、肢体麻木、痉挛、偏瘫等，多伴有脑膜刺激症状。

## 二、肺型血吸虫病

在感染尾蚴后的潜伏期内，血吸虫童虫穿过肺毛细血管壁所致童虫性肺炎，虽可引起咳嗽症状，但不造成明显肺部损害。听诊可闻及少许干性或湿性啰音，X 线肺部摄片或透视，可见中下肺野对称分布的絮片状、绒毛斑点状和米粒状阴影。徐泽等（1986）对肺血吸虫病的病理学和发病机制的实验研究发现，日本血吸虫肺病变于感染尾蚴后 2 个月形成。肺内有虫卵与成虫，成虫虫体发现率为 40.9%，成虫可存在于肺动脉、肺静脉、细支气管、肺组织内。虫卵或成虫入肺途径系由于门脉高压经直肠静脉侧支进入髂内静脉，后经下腔静脉到右心室入肺。虫卵结节周围纤维化不明显，肺动脉压明显升高，肺静脉含氧下降。肺型血吸虫病的临床症状以干咳为主，少痰偶可带血，重者可有气促或咯血，若肺部有动静脉瘘形成,则可见紫绀综合征。

## 三、胃型血吸虫病

鉴于胃冠状静脉与胃幽门静脉均为门静脉系统的属支。因此,严格说胃型血吸虫病不应属异位血吸虫病之列。但因其表现有特殊性,且较多见,故在此一并叙述。胃型血吸虫病并不少见,因其表现与一般胃溃疡无明显差异,往往在进行胃部手术或胃镜检查时,发现血吸虫虫卵沉积或血吸虫肉芽肿才被证实。由于门脉压力增高,虫卵可逆血流进入胃幽门静脉内,也有发现成虫寄生于胃幽门静脉内。临床上虽有上腹隐痛、闷胀、泛酸、嗳气等非特异性症状,用抗胃溃疡内科治疗常不见效,多在突然发生上消化道出血、胃出血、胃穿孔、胃溃疡、胃癌、幽门梗阻手术时进行病理检查而被确诊。

## 四、其他异位损害型血吸虫病

由于虫卵可通过某种途径从门静脉系进入体循环,或成虫异位寄生,可发生多种组织器官异位损害。除脑型、肺型与胃型血吸虫病外,尚有皮肤型血吸虫病,表现为多发性丘疹或脓疱,镜下可见表皮和真皮内有多数虫卵沉积或虫卵结节形成。此外,尚有虫卵沉积于结膜、腮腺、甲状腺、乳房、心包、心肌、肾脏、肾上腺、腰肌、膀胱、输尿管、睾丸、附睾、卵巢、输卵管、子宫颈的报道。

# 第五章 血吸虫病的检测与诊断

## 第一节 血吸虫病的检测

### 一、粪便中虫卵的检测方法

**(一)厚涂片透明法** 厚涂片透明法也叫加藤法。取粪便置于载玻片上,用浸透甘油透明液的玻璃纸覆盖,轻压。镜检时需特别注意与未受精蛔虫卵的鉴别。此法与常规直接涂片法相比可提高虫卵的检出率。

**(二)改良加藤法** 该法对加藤法做了改进,以减少所需粪检量。Katz 用长方形卡片纸,在纸片中心做一个 6 毫米直径的小孔,置于载玻片上,将经过筛滤的粪便移入小孔中,然后移去纸片。Peters 则将粪量减为 20 毫克,涂片透明时间自 24 小时缩短至 15分钟。改良加藤法不仅减少了粪量,而且也缩短了检测时间。

**(三)过滤集卵镜检法**

**1. 定量集卵直检法** 取粪便置于网兜内搅拌荡洗后,移去网兜,将粪液倒入接有滤菌器的塑料针筒内滤过,然后取出尼龙网片置于载玻片上直接镜检观察虫卵特征并统计虫卵数。定量集卵直检技术敏感性高,虫卵检出率明显高于加藤法,与集孵法相当,并且该法检出的虫卵形态不变,结构清晰,很容易辨认,诊断准确。

**2. 改良滤纸集卵法** 用 40% 甲醛溶液和水将粪便稀释,然后取此稀释液在滤纸上过滤,冲去粪渣,将滤纸置于培养皿中,用水将滤纸浸湿后镜检虫卵。检出的毛蚴呈紫色,卵壳不着色。该法可以保存滤纸留作记录,并可避免虫卵的散失,但其检出率较低。

**(四)孵化法** 孵化法就是将除去粪渣后的粪便沉淀进行孵

化,使毛蚴在短时间内孵出,以达到检测血吸虫目的的一种方法。具体又分为尼龙袋法、顶管法、集孵法与促孵法等。

## 二、组织内虫卵的检测方法

**(一)直肠黏膜内组织检查** 有如下几种方法。

**1. 组织钳夹取黏膜法** 用直肠镜观察肠壁黏膜情况,选择有黄点处或组织病变部位钳取组织黏膜。

**2. 刮检法** 用直肠黏膜刮刮取组织黏膜,刮检后仅有少量渗血,一般不需止血处理。与直肠黏膜活检法相比,该法阳性检出率虽略低,但检出活卵或近期变性卵的机会要高得多。

**3. 直肠显微镜镜检** 用直肠显微镜的前后触夹夹住肠黏膜,在原位对肠黏膜进行检查。此法的优点为不损伤组织,安全方便。

**(二)肝活组织检查** 原理与直肠活组织检查相同,方法改为穿刺。本法给予病人的痛苦比直肠活组织检查大,且万一发生出血较难控制,故适用范围极窄。但其优点是穿刺物除了做压片镜检外,也可作病理切片,借以了解病程和治疗后的恢复情况。

## 三、皮试检测法

无菌操作,用皮试针于受试者前臂曲侧面注入抗原 0.03 毫升。亦可用一直径 0.5 厘米的印章,在前臂做一印记,注入抗原布满整个圆形面积,相当于 0.03 毫升。15 分钟后观察结果,测量丘疹的最大直径,凡等于或大于 0.8 厘米即为阳性反应。作为过筛方法,皮内反应操作比较简便,观察结果也较简易快速,可节省大量人力和时间,故适用于现场调查。

## 四、血清检测法

血清的检测可通过下述反应和试验进行。

**(一)尾蚴膜反应** 日本血吸虫活尾蚴与日本血吸虫病患者血清共同孵育,其体表能产生一个透明的套膜。取受检者血清置于玻片上,挑入尾蚴,置于孵箱中孵育。在有血吸虫感染的人或动物血清内,阳性反应表现为透明胶状物的形成。本法有较高的敏感性和特异性,具有早期诊断价值,据动物试验结果显示,感染后1周即可出现阳性反应。

（二）环卵沉淀反应　其基本原理是成熟虫卵内渗出的抗原与血吸虫感染者的血清抗体相遇时就在虫卵周围形成特异性沉淀物。一般应观察100个成熟虫卵,环沉率大于5%者为阳性反应,1%～4%为可疑。本试验有较高的特异性和敏感性,可用于疗效考核,但仍有假阳性、假阴性和与其他吸虫的交叉反应存在。

（三）间接血凝试验　将可溶性血吸虫虫卵抗原(蛋白质分子)吸附于红细胞载体上,使成致敏红细胞。这种红细胞与病人血清中的抗体相遇时,在适宜条件下,由于红细胞表面吸附的抗原和特异性抗体相结合,红细胞也被动地凝集起来,肉眼可见,即为阳性反应。

（四）胶乳凝集试验(LA)　以聚苯乙烯胶乳颗粒为载体,将抗原通过物理吸附或化学结合方法联结在颗粒表面,作为抗原试剂。将此胶乳试剂滴加入待测血清中,如有抗体存在则出现清晰凝集颗粒,即为阳性反应。早期采用物理吸附法,制成的抗原批间差异大,反应重复性不佳,未能广泛应用。最近改用化学交联方法制成虫卵抗原胶乳试剂,克服了上述缺点,测试结果证明有较好的敏感性和特异性。

（五）酶免疫试验

**1. 酶联免疫吸附试验**( ELISA)　Engvall 等首先建立了酶联免疫吸附试验,他们把抗体或抗原吸附于聚苯乙烯试管壁上制成固相免疫吸附剂,用以测定抗原或抗体。Voller 等改用聚苯乙烯微量反应板代替塑料管作为固相免疫吸附剂获得成功后,酶联免疫吸附试验开始迅速得到推广和应用。酶联免疫吸附试验方法简易,试剂用量少,比较经济,适宜于自动化和大规模应用。

**2. 酶标记抗原对流免疫电泳**( ELCIEP)　将虫卵抗原标记

上辣根过氧化物酶,然后将此抗原与受检血清进行常规对流免疫电泳,最后用能产生沉淀的相应底物系统处理,产生有色的反应,借以检测标本中特异抗体的存在。当抗原与抗体孔间呈现明显的棕红色沉淀线为阳性反应。酶标记抗原对流免疫电泳除对血吸虫病具有辅助诊断价值外,还具有与环卵沉淀反应相似的疗效考核价值。

另外,酶联免疫方法还包括斑点酶联免疫吸附试验(Dot-ELISA)、金黄色葡萄球菌 A 蛋白-酶联免疫吸附试验( SPA-ELISA)、动力学-酶联免疫吸附试验(K-ELISA)、亲和素-生物素酶联免疫吸附试验法(ABC-ELISA)等。

**(六)胶体金免疫层析法** 取待测血清加入试纸条的进样孔,置于室温下 15 分钟后观察结果。当检测线和对照线均出现红色为阳性反应。该法具有操作简单、快速、特异、敏感和易保存的优点,适宜于门诊和农村地区现场查病。

**(七)胶体染料试纸条法( DDIA)** 将待测血清和标记染料加入 PVC 小杯中,用试纸将其吸干后,观察结果。当检测带与对照带均出现紫蓝色条带则为阳性。胶体染料试纸条法是近年来研制成功的用染料标记的日本血吸虫可溶性虫卵抗原检测日本血吸虫病人血清抗体的方法,其操作简单、快速,并且具有较高的敏感性和特异性。现场应用表明胶体染料试纸条法适用于血吸虫病中、低度流行区大规模化疗对象筛查和血吸虫病传播阻断的考核。

## 五、循环抗原和免疫复合物检测法

**(一)酶联免疫吸附试验(双抗体夹心法)** 兔(羊)抗 AwAj-TCA IgG 用碳酸缓冲液配成溶液,用于包被塑料板,孵育。用 1% BSA-PBS 将样本及结合物稀释,孵育。底物采用过氧化氢与 5-氨基水杨酸混合液,底物于室温条件下作用 1 小时后在波长 450 纳米处读取光密度值。所有光密度值均减去同板空白的最高值,抗原滴度则以最终稀释度的光密度值显著高于阴性对照的倒数为终点。一只高度感染病兔血清用纯化的循环阳极抗原（CAA）标定后，作为已知抗原浓度的参考标准。

**(二)125ICIq 法检测循环免疫复合物**　用血清与巴比妥缓冲盐水混合，加入 125ICIq 和聚乙二醇孵育，离心，测定沉淀物中的放射性。本法属非特异性诊断方法，测定循环免疫复合物水平对免疫病理研究有参考价值。

**(三)其他方法**　用于检测循环抗原的方法还有琼脂扩散试验、免疫电泳试验和补体结合试验等，但这些方法敏感度较低。

# 第二节　血吸虫病的诊断

## 一、诊断用抗原的应用

长期以来，使用的诊断抗原主要是血吸虫和虫卵的整体固相或可溶性成分。由于这些粗抗原中含有其他寄生虫或宿主的共同成分，从而影响到免疫诊断的特异性。因此，鉴定和分离特异性的抗原分子已成为 20 世纪 80 年代以来血吸虫病研究的主流。

从血吸虫不同发育阶段的主要血清学抗原中可分离出以下抗原分子。

**(一)尿素溶解虫卵抗原**　Tsang 等采用高浓度尿素对曼氏血吸虫虫卵离心后的残渣进行再提取，获得尿素溶解性的卵抗原成分，并证明在酶联免疫吸附试验测定中此种抗原的活性和特异性优于可溶性虫卵抗原。继之又对日本血吸虫虫卵残渣做同样处理，也获得了较好的结果。

**(二)成虫微粒体抗原**　薛海筹等对成虫微粒体抗原成分进行了研究，从日本血吸虫成虫匀浆中分离微粒体抗原，分离得到了成虫微粒体粗抗原（JAMA-C）与可溶性成虫抗原（JSAA），并进行了两者抗原活力的比较，证明前者的活力显著高于后者。裘丽姝等继而又对此抗原进行了提纯，所提纯的 JAMA 在动力学-酶联免疫吸附试验测定中与血吸虫病患者血清显现出高的活力。在微量滴定板酶联免疫吸附试验中也表现出高的敏感性和特异性。

从异源生物的交叉成分中鉴定出有诊断价值的抗原,如血兰蛋白(KLH)是一种从海洋贝类组织中纯化出来的与血吸虫各个发育阶段具有共同抗原分子的抗原。经研究证明,血兰蛋白对血吸虫病早期诊断以及区别急、慢性感染具有实用价值。

## 二、重组抗原的应用

重组抗原是将确定的理想诊断分子制备出抗体,继而从表达文库中筛选出目的克隆基因,用 DNA 重组技术生产抗原。肖西志、于三科等已进行了应用重组日本血吸虫组织蛋白酶 L 诊断日本血吸虫感染牛的试验。虽然组织蛋白酶 L 在临床上的应用还需大量的试验来验证,但其临床应用前景仍十分看好。

## 三、合成肽抗原的应用

合成肽抗原系在天然抗原的表位特性化基础上进行。一般来说,用于免疫诊断可具有高度的特异性和敏感性,而且也便于质量控制和标准化,但其合成方面的技术还有待于研究。

## 四、单克隆抗体技术的应用

Kohler 等证明,骨髓瘤细胞与免疫动物的脾细胞融合形成的杂交细胞系,可以分泌针对此免疫用抗原的抗体。这一技术上的突破为抗体的制造和使用开创了新纪元。杂交细胞系一旦建立之后,它将长期存活并且所能得到的产物是无限的,为大量生产高特异性、高效价的抗体创造有利条件,也解决了生物试剂标准化的难题。在血吸虫病中也可以使用杂交瘤技术,第一可用于免疫诊断,第二可用于分离鉴定和纯化抗原,第三可以辨认血吸虫膜上产生保护性免疫的抗原决定簇。20 世纪 80 年代至今,国内外寄生虫学者已把单克隆抗体技术引入到血吸虫病的防治中,可以定性或定量检测宿主血清中的循环抗原。近年来尿循环抗原检测的发展更是赋予血吸虫病免疫诊断很强的生命力。

## 五、超声诊断

超声诊断起源于 20 世纪 40 年代,血吸虫病的超声诊断发展史也大致相同。判断超声诊断日本血吸虫病异常的标准包括:肝实质回声的改变、肝脾大小的测定、门静脉系统的测量。超声检查是非损伤性诊断方法,操作简便,能准确发现肝脏血吸虫病的病理改变,可评估病情的严重程度。在现场短期内可检查大量人群,立即可获结果。若使用标准化方法,具有可比性。

# 第六章　血吸虫病疫苗

　　20世纪初人们就想通过研制血吸虫病疫苗来预防血吸虫的感染和传播,几十年来,经历了从死疫苗、活疫苗到基因工程疫苗等现代疫苗一系列的探索过程,尽管迄今尚未研制出有实用价值的兽用或人用血吸虫病疫苗,但其研制有了长足发展,下面就血吸虫病疫苗的历史和现状进行简要介绍。

## 第一节　死　疫　苗

　　1916年Fuginami提出,人、畜宿主对血吸虫病存在一定的免疫力。1929年Kawamura首次发现用血吸虫成虫浸出液免疫的动物较没有免疫的动物健康。1940年Ozawa首先用血吸虫成虫和尾蚴匀浆分别免疫家犬,减虫率分别为35%和25%。之后,不同学者采用不同的抗原制备方法,以成虫冷浸液、尾蚴和虫卵抽提物、成虫体外培养后的排泄分泌物(ES抗原)等免疫各种实验动物(小鼠、大鼠、豚鼠和猴等),再进行攻击感染,诱导轻微的细胞介导免疫反应。但用死虫抗原制作疫苗,免疫后的预防效果绝大多数不理想,几乎不能诱导出宿主的保护性免疫力。尽管后来有些学者用非同种抗原,如1975年Hilley用肝片吸虫浸出液,还有用经甲醛固定的结肠内阿米巴虫和弓形虫免疫,也仅获得很低的保护力。此外,有人应用血吸虫无关抗原如猴类红细胞、钉螺的血淋巴等免疫,对血吸虫病也有一定的免疫作用,表明非特异性免疫可诱导一定的保护力。

## 第二节　活　疫　苗

活疫苗按其来源基本上分为两大类,即同种活疫苗和异种活疫苗。异种活疫苗指与攻击感染的尾蚴不同的株、种、属的致弱尾蚴或童虫,而同种活疫苗是指与攻击感染的尾蚴同株或同种的致弱尾蚴或童虫。

# 一、异种活疫苗

**(一)日本血吸虫非致病株**　刘述先曾报道,1952～1956年Hsu等发现台湾地区存在日本血吸虫台湾株,其尾蚴可在家畜如犬、牛等体内发育至成熟并产卵,而在人体内则不能。台湾株的尾蚴在台湾猴或恒河猴体内一般也不发育为成虫。虽然在台湾境内有中间宿主钉螺存在,儿童也经常在河水中嬉戏,但无发病报道。用台湾株尾蚴免疫恒河猴,再以日本血吸虫大陆株尾蚴攻击,结果表明,猴对致病株(大陆株、日本株等)尾蚴的攻击感染有很强的保护作用,但采用不同数量或不同时间间隔以及攻击次数均未达到完全性保护力。其后用台湾株尾蚴免疫猴4～9次,再以X线照射的日本血吸虫日本株尾蚴或日本株单性雄虫尾蚴加强免疫,再行攻击感染,可使免疫动物肝脏虫卵减少至零或接近为零,这无疑阻断了血吸虫的体外传播。这一结果提示,增加免疫原的数量有可能使保护力增强。多数学者认为台湾株能诱导很强的保护力,应值得肯定,但在人体试用以前,尚需开展一系列基础免疫学包括病理学方面的研究,待得出肯定的结论和评价后才能进行实用性研究。

**(二)其他种血吸虫虫株**　不少学者报道用实验动物研究裂体科中不同种之间的交叉保护性,为疫苗研制提供了一条新途径,但遗憾的是应用异种活疫苗免疫动物后攻击感染,减虫率不高,通常为23%～60%。这方面的研究工作,可归纳为以下3种类型:

①用动物血吸虫免疫动物,获得对人血吸虫的免疫力。如用牛血吸虫或土耳其斯坦东毕吸虫免疫预防埃及血吸虫尾蚴感染。②用人的血吸虫免疫动物,使动物获得抗动物血吸虫感染的抵抗力。如用埃及血吸虫免疫牛可获得抗牛血吸虫和土耳其斯坦东毕吸虫感染的抵抗力。同样,用曼氏血吸虫免疫牛可抵抗梅氏血吸虫的感染。③用动物血吸虫免疫动物,取得对其他动物血吸虫的免疫力。如用土耳其斯坦东毕吸虫免疫动物可以抵抗对牛血吸虫尾蚴的感染;反之,用牛血吸虫免疫动物可抵抗土耳其斯坦东毕吸虫的尾蚴侵袭。

## 二、同种活疫苗

**(一)射线照射疫苗** 包括紫外线、X射线、γ射线等。γ射线理想的照射尾蚴能够刺激宿主免疫系统产生高水平抵抗力,同时又不引起血吸虫病的病理反应。Mangold在比较了不同剂量照射童虫的移行情况后认为,随着辐照剂量的增加,童虫移行能力下降。20Krad照射尾蚴均离开皮肤入侵位点并移行至肺脏,少部分移行至肝脏;大部分50Krad照射尾蚴离开皮肤移行至肺脏,但不再进一步移行;绝大多数90Krad照射尾蚴停留于皮肤。诸多的试验结果证明,20Krad是比较适宜的照射剂量。多个实验室的工作表明紫外线照射疫苗在300~500毫瓦/分·厘米范围照射剂量的效果较好,其中以400毫瓦/分·厘米获得的减虫率最高,目前普遍采用的剂量为400毫瓦/分·厘米。紫外线照射疫苗诱导保护力的水平也比较乐观,用Sj尾蚴免疫FischerF344大鼠,一次免疫诱导的保护力为77.5%,3次则提高至90%,且这种高保护力能持续40周之久。小剂量X射线照射尾蚴免疫接种动物后,这种活免疫原对动物肝脏、肺脏产生明显损害。然而,可用大剂量X射线照射尾蚴的方法避免这种病理损害,而且其诱导的保护力并不降低。多项试验结果已初步看出适宜的辐照剂量为30~40Krad。

（二）冷冻辐照童虫疫苗　许绶泰(1991)报道,用乙二醇两步加入速冻法制成日本血吸虫冷冻辐照致弱童虫疫苗,对小鼠进行免疫试验,冷冻辐照组无论免疫 1 次还是 2 次均获得保护。冷冻童虫疫苗都采用肌内注射,这是因为通过肌内注射,虫体发育较好、较快,激发免疫也较好。其结果显示,冷冻童虫疫苗在小鼠中的保护力为 40%～50%,绵羊为 55.1%,豚鼠试验获得 50.24%的减虫率。

（三）化学诱变剂致弱虫株　刘述先等(1989)报道,以 30 微克/毫升的诱变剂 1-甲基-3-硝基-1-亚硝基胍(NTG)致弱日本血吸虫大陆株尾蚴 15 分钟,经皮肤感染免疫小鼠 2 次,每次间隔 1周,观察免疫后不同时间(2 周、4 周、6 周、8 周和 10 周)攻击感染对免疫鼠存活时间、减虫率以及肝脏、脾脏肿大和肉芽肿程度的影响。结果表明,初次免疫后 8 周攻击感染获得的减虫率最高(77%),且肝脏、脾脏肿大和虫卵肉芽肿病变程度最轻,小鼠存活时间较长。提示 1-甲基-3-硝基-1-亚硝基胍致弱尾蚴免疫小鼠后,对攻击感染可产生免疫力。

# 第三节　疫苗候选抗原分子

## 一、WHO/TDR 提出的疫苗候选分子

（一）谷胱甘肽 S-转移酶(GST)　谷胱甘肽 S-转移酶是以谷胱甘肽为共同底物的一组具有解毒功能的同工酶。血吸虫的谷胱甘肽 S-转移酶含量丰富,存在于雄虫的实质组织和雌虫卵黄腺之间的实质细胞内。日本血吸虫至少有 2 种谷胱甘肽 S-转移酶同工酶,即 26 谷胱甘肽 S-转移酶(Sj26)和 28 谷胱甘肽 S-转移酶(Sj28),其中 Sj26 为日本血吸虫谷胱甘肽 S-转移酶中具有免疫保护作用的抗原成分,含有 217 个氨基酸残基,C 末端含带有凝血酶酶切位点的 9 残基肽连接子。应用重组 Sj26 谷胱甘肽 S-转移酶

(reSjcGST)抗原免疫小鼠,可诱导产生 18.2%～30.5%的减虫率和 21.7%～59%的减卵率。同时,肝脏肉芽肿明显变小。用 rSj26kDaGST 进行免疫水牛和羊等可获得 25%～62%的减虫率,54%～60%的减卵率,对日本血吸虫具有明显的抗尾蚴攻击感染和抗生殖免疫作用。reSjc26GST 在小鼠诱生的特异性抗体总 IgG 和 IgG1、IgG2a 与 IgG2b 亚类升高;reSjc26GST 免疫小鼠既能诱生 T 细胞亚群的 Th1 型细胞应答的细胞因子(IL-2 和 IFN-γ),也能诱生 Th2 型细胞应答的细胞因子(IL-5),表明 reSjc26GST 免疫小鼠既可诱生较强的 Th1 细胞类型免疫应答,又能诱生较强的 Th2 细胞类型免疫应答。

**(二)副肌球蛋白(Sj97)** 血吸虫副肌球蛋白是一种糖蛋白和虫体可溶性抗原的有效成分。在虫体发育过程中分泌并结合到虫体表面,虫体移行时成为靶抗原诱导保护性免疫,是机体抗血吸虫感染免疫中 IgA 应答的主要靶标。日本血吸虫副肌球蛋白基因长 2 600bp,编码 866 个氨基酸残基,各虫株(大陆株、菲律宾株、日本株)间副肌球蛋白基因的核苷酸序列和氨基酸序列同源性极高。Sj97 和 recSj97 免疫小鼠、水牛和其他哺乳类动物,可诱导出一定水平的抗日本血吸虫免疫保护力。编码日本血吸虫副肌球蛋白全基因核酸(Sjc97DNA)疫苗免疫 C57BL/6 小鼠可诱导产生明显的抗攻击感染免疫保护力和抗生殖免疫力,肝脏虫卵减少率达 42.4%。日本血吸虫卵肉芽肿的大小与堆积的虫卵数量呈正相关,虫卵数量越多,肉芽肿体积越大,病变也越严重。Sjc97DNA 核酸疫苗具有一定的抗虫卵肉芽肿和抗肝脏纤维化作用。

**(三)脂肪酸结合蛋白(FABP)** 脂肪酸结合蛋白是一族多源性的小分子胞内蛋白质,属脂结合蛋白家族,能够结合饱和脂肪酸、单不饱和脂肪酸和多不饱和脂肪酸。存在于雌虫卵黄细胞和肌层以及雄虫表膜下实质的脂滴内。血吸虫本身不能合成长链脂肪酸和类固醇,必须利用细胞膜和质膜中的脂肪酸结合蛋白来吸收、运输和吞噬宿主各种衍生脂肪酸。因此,脂肪酸结合蛋白成为血吸虫合成脂肪酸过程中所必需的载体,是极具吸引力的候选分子。SjFABP 全长 612bp,编码 133 个氨基酸,用其免疫小鼠可获得 34%～49%的减虫率,免疫大鼠和羊可获得 32%～59%的减虫率。脂肪酸结合蛋白是 WHO/TDR 提出的 6 种血吸虫病疫苗候选抗原之一,天然提取和重组的曼氏血吸虫脂肪酸结合蛋白均能诱导小鼠产生一定程度的免疫保护力,因而被认为是最有希望的疫苗候选分子之一。

(四)23ku 表膜蛋白 在 WHO/TDR 推荐的 6 种候选疫苗分子中,只有 23ku 表膜蛋白不存在于血吸虫细胞内,而是存在于血吸虫尾蚴、童虫和成虫等的表膜上,尤其是晚期童虫的表膜上。它是血吸虫生长发育的重要蛋白质分子,也是宿主对虫体免疫应答的首要靶标。以含有 23ku 表膜蛋白编码基因的 DNA 疫苗免疫小鼠后,可获得部分抵抗力,IL-12 可增强这种抵抗力,与编码有其他候选抗原的 DNA 疫苗联合免疫可提高保护力。同时,试验也发现 90%以上的日本血吸虫感染者血清中存在有抗 Sjc23ku 表膜蛋白的抗体,其抗体滴度与血吸虫感染度和排卵量相关,说明 23ku 表膜蛋白分子在日本血吸虫病的特异性诊断和抗血吸虫感染疫苗的研究中具有重要价值。近年来,新的膜蛋白不断被发现、克隆和表达,由于虫膜蛋白多暴露于虫体体表,是宿主对虫体免疫应答的首要靶标。因此,对虫膜相关蛋白的研究不仅可以为血吸虫病疫苗提供候选抗原,也可以促进血吸虫病诊断抗原的研究。

(五)放射疫苗第 5 号抗原(Irradiated Vaccine Antigen Number5,IrV-5) 放射疫苗第 5 号抗原是曼氏血吸虫肌球蛋白片段中的一个分子量为 62kDa 的重组蛋白。免疫学证明,放射疫苗第 5 号抗原与哺乳纲 β-肌球蛋白重链存在很大同源性(AmorySoisson 等,1992),并且表达重组蛋白具有很高的保护性。当放射疫苗第 5 号抗原蛋白与 β-galactosidase 的融合蛋白免疫小鼠后只能获得中度保护力(32%),然而用重组放射疫苗第 5 号抗原蛋白单独免疫,却能达到 60%～80%保护力,远远高于其他重组蛋白,且在大鼠中高达95%。已证实诱导的免疫保护力主要通过IgM、IgG2介导,但放射疫苗第5号抗原分子抗原表位及诱导保护性确切机制尚在进一步研究中。用具有保护性作用的抗放射疫苗第5号抗原血清筛选成虫cDNA文库可获得放射疫苗第5号抗原阳性克隆,放射疫苗第5号抗原克隆的DNA序列分析表明,其cDNA插入片段长1538bp,有一个开放阅读框架。将编码放射疫苗第5号抗原的克隆cDNA片段,亚克隆入表达质粒pGEX,能诱导表达,经纯化可获得62kDa的蛋白质。

**(六)磷酸丙糖异构酶(TPI)** 磷酸丙糖异构酶是一种参与血吸虫生命代谢活动的重要功能分子,催化磷酸二羟丙酮分子与二磷酸甘油醛之间的可逆反应,是血吸虫糖代谢过程的一个关键酶(二聚糖糖酵解酶)。此酶是一种血吸虫McAb(M1)识别的28kDa靶抗原。免疫荧光定位研究表明,磷酸丙糖异构酶可瞬间出现在4小时龄童虫的表面,定位于成虫的所有细胞(包括肠、肌肉和表膜)。二维电泳分析表明,血吸虫各期都可发现磷酸丙糖异构酶。纯化的天然磷酸丙糖异构酶的氨基酸序列分析证明,其与人的糖酵解酶磷酸丙糖异构酶显著同源。磷酸丙糖异构酶加完全福氏佐剂(CFA)免疫鼠,减虫率可达38%,肝组织减卵率达57.8%~60.3%,被认为是一种有希望的抗血吸虫疫苗抗原。血吸虫与哺乳动物磷酸丙糖异构酶弱同源区的比较,有助于确定疫苗的候选表位,如血吸虫磷酸丙糖异构酶18~61位氨基酸之间的区域为最佳候选表位。此外,190~208和137~163之间的区域,均是可供选择的表位,因为其同源性低,亲水性强。

# 二、其他疫苗候选分子

**(一)钙激活中性蛋白激酶(calpain)** 钙激活中性蛋白激酶是血吸虫疫苗研究的热点,在虫体不同发育阶段均存在。钙激活中性蛋白激酶是一个钙离子激活的中性蛋白激酶,日本血吸虫钙激活中性蛋白激酶的大亚基已被克隆和表达。曼氏血吸虫钙激活中性蛋白激酶的 DNA 疫苗具有高达 60%的保护性免疫力。Ohta 等应用重组钙激活中性蛋白激酶抗原免疫 BALB/c 小鼠,与佐剂组相比,虫荷数明显减少 41.1%。Jankovic 报道,曼氏血吸虫钙激活中性蛋白激酶含有多个 T 细胞和 B 细胞的表位,T 细胞克隆识别曼氏血吸虫钙激活中性蛋白激酶的大亚基,含有 T 细胞和 B 细胞的表位重组疫苗能够诱导 IFN-γ 的大量产生,激发细胞免疫应答,产生 60%的抗曼氏血吸虫感染的保护性免疫力。日本血吸虫钙激活中性蛋白激酶是一种具有免疫原性的蛋白,能够激发宿主产生高水平的免疫球蛋白。因此,钙激活中性蛋白激酶将是较有发展前景的疫苗候选分子。

**(二)信号蛋白(14-3-3)分子** 14-3-3 信号蛋白是由 Moore 和 Pertz 在 1967 年命名的,是一个信号转导蛋白,广泛存在于真核生物的细胞内,且广泛分布在血吸虫童虫、雌雄虫成虫的皮层、皮下层、肌层和实质层。Zhang 等从日本血吸虫成虫 cDNA 文库中筛选,并克隆和表达了日本血吸虫 14-3-3 信号蛋白,重组融合蛋白(rSj338/GST)具有良好的免疫原性,诱导产生抗血吸虫感染的部分保护力。用 rSj14-3-3 免疫 BALB/c 小鼠获得 34.2%的减虫率和 50.74%的减卵率。日本血吸虫信号传导蛋白 14-3-3 蛋白(Sj14-3-3)已被确认为血吸虫疫苗的候选抗原。

**(三)膜相关蛋白** Sj23 是日本血吸虫的一种膜蛋白,可在实验动物诱导部分保护力。将全长的 Sjc23 基因克隆至真核表达载体 pcDNA3.1 中,构建 Sjc23DNA 疫苗,与细胞因子佐剂 pcD-NA3.12-IL-12 联合免疫 C57BL/6 小鼠,可获得 26.9%~35.4%的减虫率和 22.2%~28.4%的减卵率。

**(四)线粒体相关蛋白** 线粒体在蠕虫的能量代谢和代谢调节中起着重要的作用,并与维持虫体生殖功能有关。日本血吸虫线粒体相关蛋白基因已加以克隆,重组融合蛋白 rSj338/GST 具有良好的免疫原性,诱导产生抗血吸虫感染的部分保护力。

**(五)性别相关蛋白** 血吸虫在宿主体内发育过程中需要雌、

雄虫合抱才能发育成熟,而且发育成熟的虫体仍需要维持合抱状态。因此,找到可能与血吸虫雌雄虫合抱有密切关系的基因或蛋白,明确其保护作用机制,必将大大促进血吸虫病疫苗的研究和开发。朱建国(2002)把日本血吸虫 Sj 抱雌沟蛋白保守区 cDNA 片段克隆至 pcDNA3 载体免疫小鼠,获得了 32.4%的减虫率和46.9%的肝脏减卵率。

## 第四节　其他疫苗

### 一、DNA 疫苗

核酸疫苗是近年来快速发展的新型疫苗,包括 DNA 疫苗和RNA 疫苗。核酸疫苗是由编码引起保护性免疫反应抗原基因片段和载体构建而成,直接注入体内刺激机体的体液免疫和细胞免疫反应。核酸疫苗较经典的蛋白疫苗具有许多突出的优点,如能诱导更有效的免疫应答、生产简便、稳定性好、使用安全等。但目前 DNA 疫苗仍存在诸多问题,如疫苗刺激人体产生的免疫反应较自然蛋白的免疫反应弱,表达水平不理想,长时间低水平表达外源性免疫蛋白有可能引起机体的免疫耐受,外源 DNA 的插入是否会激活原癌基因还尚无定论,而且选择一个较为理想的载体DNA,也是一项有待解决的问题。

**(一)单价 DNA 疫苗**　磷酸丙糖异构酶可诱导宿主产生部分免疫保护作用,是具有较好前景的血吸虫疫苗候选分子。朱荫昌等(2003)成功构建了日本血吸虫磷酸丙糖异构酶的 DNA 疫苗。免疫保护 2 种不同品系的小鼠,减虫率分别为 30%左右和 45%~47%。磷酸丙糖异构酶 DNA 疫苗不仅具有部分抗血吸虫感染的效能,而且还可在一定程度上减轻肝脏肉芽肿,减轻宿主的肝脏病理反应。副肌球蛋白也是血吸虫颇有希望的疫苗候选分子之一,日本血吸虫(中国大陆株)97kDa 副肌球蛋白(Sj97)基因也已被克隆,其重组表达产物免疫绵羊后获得了 40% 左右的保护力。钙激活中性蛋白激酶是一个钙离子激活的中性蛋白激酶,在细胞膜及其细胞骨架的更换过程中起着重要功能。钱体军曾报道曼氏血吸虫钙激活中性蛋白激酶的 DNA 疫苗表现出高达 60% 的保护性免疫力。HendryAP 也曾报道重组曼氏血吸虫钙激活中性蛋白激酶的保护性可达 39%,而日本血吸虫重组钙激活中性蛋白激酶也具有 41% 的抗感染保护性免疫。

**(二)多价复合 DNA 疫苗**  由于 DNA 疫苗具有共同的理化性质,抗原基因可以是单个或多个基因。因此,可将含有不同抗原基因的质粒混合起来进行联合免疫,或将协同保护功能的一组基因的功能性表位的氨基酸序列结合起来设计成联合表位肽段,生产多价复合疫苗,综合各种疫苗的协同作用,各取所长,会诱导宿主产生更完全的保护。Sm28(28ku 副肌球蛋白)与 Sj26(26ku 谷胱甘肽转移酶的同工酶)、Sm28 与 Sm97(97ku 副肌球蛋白)、SjCTPI 和 SjC23DNA 等联合应用即可提高抗感染的保护力。

# 二、合成肽疫苗

合成肽疫苗(Synthetic Peptide Vaccine)又称抗原肽疫苗,是通过化学合成抗原表位氨基酸序列的方法制备、具有保护性作用、类似天然抗原决定簇的多肽疫苗,这种疫苗不含核酸,是最为理想、安全的新型疫苗。合成肽疫苗能否产生特异性免疫应答以及应答水平的高低,主要取决于设计的几种抗原表位的组成及组合方式。作为理想的免疫原,抗原分子中应同时包含目的抗原 B 细胞表位和 T 细胞表位,可诱导出高度特异性的体液和细胞免疫反应,使机体产生较强的免疫保护。

许家喜等(1999)曾报道,用固相法合成了日本血吸虫 26kuGST 抗原肽,并进行了小鼠的保护性试验,为了增强抗原免疫性,将其与牛血清白蛋白偶联制成抗原,免疫 BALB/c 小鼠,发现其中的两个抗原肽 J3 和 J4 对小鼠有较好的保护性,计算出的减虫率分别为 78.3%和 64.6%。

　　虽然合成肽疫苗具有许多优点，但仍存在一些问题需要探讨，如合成肽免疫原性较低的原因、抗原表位的准确筛选与正确组装以及不同的免疫佐剂的效果和机制等。因此，研究不同的载体、佐剂在合成肽疫苗中的应用效果以及将多个短肽连接在一个多聚赖氨酸主链上，在限定的方位上既形成中和表位（B 细胞），又形成 Th 细胞表位，研制出既能诱导体液免疫，又能诱导细胞免疫的多价表位疫苗，将是血吸虫合成肽疫苗的研究方向。

# 三、联合疫苗

　　血吸虫为具有复杂生活史的多细胞生物，虫体抗原复杂，单纯针对一种抗原的免疫保护力不足以杀伤虫体，为了提高疫苗的免疫保护性，国内外学者采用联合免疫方案，以期提高免疫保护效果。目前，联合免疫大体上分为 5 类，即纯化蛋白的联合、单价 DNA 疫苗的联合、单价 DNA 疫苗与细胞因子表达质粒的联合、多价 DNA 疫苗的联合以及 DNA 疫苗与蛋白疫苗的联合。现有的研究结果显示，某些联合免疫可以增强原有的免疫效果。

　　（一）纯化蛋白的联合免疫　　万中原等（1999）将纯化的日本血吸虫 28ku、31/32ku、97ku 蛋白（各 42 微克）混合加佐剂后联合免疫小鼠，获得 50.3%的减虫率、72%的肝减卵率和 81.5%的肠减卵率，均显著高于对照组（$P < 0.01$）。

　　（二）多个单价 DNA 疫苗的联合免疫　　研究表明，SjCTPI 和 SjC23DNA 疫苗联合使用，可获得较其单独使用时更高的保护作用，减虫率从单独应用的 28.9%和 29.1%显著提高到 41.5%，减卵率从 37.9%和 44.2%显著提高到 61.4%。李柳哲等（1996）将两种核酸疫苗 pBK-Sj23 和 pBK-Sj26 等量混合后，与单价疫苗 pBK-Sj23（各 100 微克）免疫小鼠，混合免疫组的减虫率、减卵率、每对成虫减卵率分别为 36.21%、43.59%和 12.12%；单价疫苗组分别为 18.24%、33.93%和 17.96%。表明各抗原分子组成的多基因疫苗诱导宿主的保护性免疫力在一定程度上有协同作用,可以在单价疫苗的基础上提高宿主抗血吸虫攻击感染的能力。

**(三)单价 DNA 疫苗与细胞因子表达质粒的联合免疫**　Gan 等用 pVIVO2-Sj23 和 IL-12 联合免疫 BALB/c 小鼠,获得 45.5% 的减虫率和 58.3% 的肝减卵率,而单独免疫 pVIVO2-Sj23 获得了 27.2% 的减虫率和 33.9% 的肝减卵率。陈欲晓等(2004)将小鼠 IL-4 基因克隆至真核表达载体 pcDNA3.1,以构建小鼠重组 IL-4 表达质粒,并联合日本血吸虫组织蛋白酶 B 的表达质粒 DNA (VR1012-Sj31)肌内注射免疫小鼠,产生 43.2% 的减虫率和 76.6% 的肝减卵率。朱晓华等(2005)将 pVIVO2-IL12-SjFABP 与 pVIVO2-Sj4FABP 免疫后,分别获得 39.4% 和 24.1% 减虫率以及 32.8% 和 27.2% 的减卵率。同时还发现,pVIVO2-IL12 与 pVIVO2-Sj4FABP 联合免疫,也能获得 38.83% 的减虫率和 40.27% 的减卵率。细胞因子 IL-12 和 IFN-$\gamma$ 水平显著增高,IL-4 显著降低,证实 IL-12 在血吸虫核酸疫苗中的佐剂作用。

**(四)多价 DNA 疫苗的联合免疫**　多价 DNA 疫苗是指将不同抗原分子序列的碱基通过一定的方式连接在一起,同时插入到同一真核载体内,并在动物体内共同表达。李春燕等(2007)构建了日本血吸虫病多价 DNA 疫苗 pVIVO2-SjFABP-23,肌内注射免疫 BALB/c 小鼠,获得 52.14% 减虫率和 60.93% 的肝减卵率。高胜岩(2008)曾构建 Pvax-GST-FABP、pIREneo-GST-FABP-Sj23、pIREneo-GST-FABP-Sj23＋IL-18 等多价 DNA 疫苗载体,肌内注射,共免疫 2 次,每次间隔 14 天,二次免疫后 30 天经腹部匍匐感染 40 条尾蚴,攻击感染 45 天后剖杀小鼠。结果 GST-FABP、GST-FABP-Sj23、GST-FABP-Sj23＋IL-18 的减虫率分别为 30.8%、40.0%、47.5%,减卵率分别为 26.3%、49%、51.3%。随着串联抗原基因的增加,减虫率不断提高。

**(五)DNA 疫苗与蛋白疫苗的联合免疫**　将编码某一抗原的基因序列分别亚克隆到原核载体和真核载体中,构建成 DNA 疫苗和蛋白疫苗,在体外或动物体内表达该基因编码的抗原,在免疫时,首先用 DNA 疫苗免疫 1 次或 1 次以上,即所谓的 DNA 免疫启动,再用蛋白疫苗加强免疫 1 次,以提高疫苗的免疫保护效果。任建功等(2002)用 SjC23 核酸疫苗和 SjC23 蛋白疫苗联合免疫 C57BL/6 小鼠,结果获得了 36.9% 的减虫率和 30.7% 的减卵率,而单独使用 SjC23 核酸疫苗免疫组的减虫率为 26.9%,减卵率为 22.2%,均显著低于联合免疫组,表明联合免疫效果优于单一疫苗。戴洋等(2008)以鸡尾酒式混合 DNA 初免,混合蛋白加强联合免疫 BALB/c 小鼠,获得了 45.35% 的减虫率和 48.54% 的减卵率,与其他各组比较差异均有统计学意义($P < 0.05$)。

# 四、抗独特型抗体疫苗

与特定抗原抗体结合的抗体,称为抗独特型抗体。此抗体具有抗原内影像的结构特点(即具有与原始抗原相似的结构),应用这一特点,通过诱导产生抗独特型抗体(具有与原始抗原的抗体相似的结构)制造疫苗,可增强机体对抗原的特异性应答。用这种方法制造的疫苗称为抗独特型抗体疫苗或内影像疫苗。

由于一些保护性抗原分子为多糖或糖基蛋白,而应用重组 DNA 计数或合成肽的方法只能合成蛋白质,糖基表位的碳链则无法解决,且多糖的免疫原性较低,制成的疫苗存在效力不高等问题,应用抗独特型抗体有助于解决该问题。赵文娥等研制的单克隆抗独特型抗体 NP30 已被证实为肠相关抗原的内影像抗独特型抗体,主动免疫昆明种小鼠,NP30 末次免疫后 8 周、12 周、16 周感染日本血吸虫尾蚴的减虫率为 21.43%～41.16%,与对照组相比均有显著性差异。

由于抗独特型抗体的网络复杂性,当一些抗独特型抗体活化保护性免疫时,另一些可能引起病理反应,故抗独特型抗体疫苗尚不能提供完全的保护。因此,尚需要不断地深入研究,为预防血吸虫病发挥作用。

# 五、重组活载体疫苗

基因工程重组活载体疫苗是用基因工程技术将病毒或细菌（常为疫苗弱毒株）构建成一个载体（或称外源基因携带者），把外源基因（包括重组多肽、肽链抗原位点等）插入其中使之表达的活疫苗。该类疫苗免疫动物时向宿主免疫系统提交免疫原性蛋白的方式与自然感染时的真实情况很接近，可诱导产生的免疫比较广泛，包括体液免疫和细胞免疫，甚至黏膜免疫，所以可以避免重组亚单位疫苗的很多缺点。如果载体中同时插入多个外源基因，就可以达到一针防多病的目的。简言之，病毒活载体疫苗兼有常规活疫苗和灭活疫苗的优点，具有活疫苗的免疫效力高、成本低和灭活疫苗的安全性好等优点，是当今与未来疫苗研制与开发的主要方向之一。

可用于制备活载体疫苗的细菌很多，其中卡介苗（BCG）因其独有的特点备受人们关注。李文桂等（2001）报道，BCG-26GST免疫小鼠后，小鼠的减虫率为 $16.64\% \sim 46.2\%$，减卵率为 $55.75\% \sim 60.5\%$，肝组织病变明显减轻，虫卵肉芽肿的平均周长和平均面积显著减少，血清 IgG 和 IgG2a 水平明显升高。

重组卡介苗可提高宿主的免疫力，所表达的靶抗原不需要纯化，可直接用于免疫保护试验。然而，血吸虫重组卡介苗尚存在下述缺点：由于其特殊的空间构象，某些抗原和生物活性蛋白的免疫原性受到限制；缺乏翻译后的修饰加工，不能解决糖基化、组装、构象问题；生长缓慢，细胞壁厚，妨碍了外源 DNA 在其内的分子运输；转化效率低；外源基因的表达需特殊载体等。

# 六、疫苗佐剂

佐剂又称免疫调节剂或免疫增强剂，是指先于抗原或与抗原混合或同时注入人或动物体内，能非特异性地改变或增强机体对该抗原的特异性免疫应答，发挥辅助作用的一类物质。选择疫苗佐剂首先要考虑以下 2 个方面,即有效性和安全性。疫苗佐剂具有以下几种功能:增强较弱抗原的免疫原性;减少每次接种抗原量或接种次数;提高疫苗在免疫应答中的效力,同时可使免疫应答得到优化。使用不同的佐剂可产生不同的免疫效果。目前已使用的佐剂或增强剂有福氏佐剂、卡介苗、铝盐、矿物油、胞壁酰肽、生物降解多聚体、微生物片段和细胞因子等。多年来,人们不断探索安全有效的佐剂并取得了一定的进展。

周建宁等(1999)用 5 种不同的佐剂与日本血吸虫成虫粗提抗原分别免疫小鼠,产生了不同的免疫效应。Gan 等将整合膜蛋白 Sj23 基因和小鼠 IL-12 基因共同构建成多价 DNA 疫苗免疫 BALB/c 小鼠,获得 45.5% 的减虫率和 58.4% 的肝减卵率。用重组 IL-2、IL-6 和 TNF-α 作为血吸虫抗独特型抗体疫苗(NP30)佐剂,一同免疫小鼠,结果显示 rIL-2 和 rIL-6 能显著提高 NP30 疫苗对小鼠的免疫保护力,两者均能使血清特异性 IgG 明显升高。上述研究证明,佐剂不仅可用来增强免疫效应,也是获得疫苗理想效果的重要途径之一。

## 七、基因工程亚单位疫苗

基因工程亚单位疫苗又称生物合成亚单位疫苗或重组亚单位疫苗,其中只含有病原体的 1 种或几种抗原,而不含有病原体的其他遗传信息。该类疫苗具有安全、没有感染性、易鉴别、操作简便、生产成本低等优点。基因工程亚单位疫苗是将血吸虫抗原基因分离、克隆后,在高效表达载体中表达,从而得到大量纯化的单一抗原,也可以将多个抗原基因克隆在同一个载体内,获得同时表达多个基因的多价载体。用于该类疫苗生产的表达系统有大肠杆菌、酵母菌、哺乳动物细胞和昆虫细胞系统。目前,在日本血吸虫中国大陆株获得克隆和表达的具有前景的亚单位候选抗原包括谷胱甘肽 S-转移酶等 10 多种,有一部分已进行了动物试验。刘述先等(1999)用 Sj26GST 重组抗原免疫兔、牛后,特异性抗谷胱甘肽 S-

转移酶抗体可持续至少 56 周。石佑恩等用在家蚕细胞和幼虫表达的 Sj28GST、Sj23 和 Sj97，免疫绵羊、黄牛、水牛，获得显著的减虫、减卵效果，并用载体原核表达的 rSj22.6 免疫小鼠，获得 35.3%～38.9% 减虫率。Zhang 等用 Sj31/32kDa 免疫小鼠亦获得了较好的免疫保护效果。

## 八、童虫活细胞疫苗

曾庆仁等(2004)曾报道过一种新型的日本血吸虫病疫苗，即用童虫活细胞诱导小鼠产生有效保护性免疫力的研究。采用日本血吸虫肝期童虫的活细胞或虫体组织碎片，在未加佐剂条件下分别接种昆明小鼠，每 2 周接种 1 次，共接种 4 次，末次接种后第七天攻击感染血吸虫尾蚴 30 条/只，感染后 42 天剖杀小鼠。对照组接种杜氏磷酸盐缓冲液(C 组)。活细胞组(A 组)和虫体组织碎片组(B 组)减虫率分别为 67.6% 和 49.3%。A 组比 B 组虫体数减少 39.1%。攻击感染后 42 天 A 组鼠肝脏表面结节密度低，多数鼠肝脏表面光滑无明显结节可见，颜色近似正常肝脏；B 组鼠肝脏表面均有不等程度的结节形成；C 组的鼠肝脏表面有大量结节形成，肝脏颜色变深。此研究采用血吸虫肝期童虫活细胞在不使用佐剂的条件下免疫小鼠，获得了很好的抗血吸虫攻击感染的免疫效果，为血吸虫细胞型疫苗研究提供了新模型。

## 第五节　血吸虫病疫苗存在的问题

### 一、血吸虫存在免疫逃避

血吸虫能以多种方式逃避宿主的免疫攻击，包括获得宿主抗原、抑制宿主免疫反应以及虫体表面抗原的改变或表达丧失。免疫逃避机制的存在有可能使疫苗诱导保护力或宿主保护性应答降低，甚至完全无效。因此，对血吸虫免疫逃避机制的研究是一个需要从根本上解决的问题,如何设计疫苗接种过程而使血吸虫免疫逃避失效或者其分子不受逃避机制影响,是候选分子提高免疫效果的根本手段。

## 二、动物模型与人体免疫机制的差异

虽然血吸虫抗原诱导的效应机制已在实验动物模型如大鼠、小鼠中得到阐明,人类免疫效应的体外试验和流行病学调查结果也支持这些结论。但动物产生的免疫效应机制与人体存在着不同程度的差异。另外,当前的研究主要集中在验证候选抗原,对免疫宿主所诱导产生的保护性免疫机制以及人对血吸虫免疫应答特征的研究进展较少。因此,在彻底了解血吸虫感染人类的免疫应答之前,我们不能期望血吸虫病疫苗的动物试验研究能带来更多的成功机会。

## 三、免疫诱导机制的差异

已知宿主体液保护性效应即使抗同一抗原分子甚至同一表位时,效应抗体和阻断抗体也可产生不同的效应,因而影响宿主产生最佳的免疫应答效应。通过免疫诱导产生特异性同型抗体是发展疫苗的重要策略。另外,各 T 细胞亚群(Th1 和 Th2)的作用位点与抗原靶表位,以及应答产生的细胞因子的免疫效应不同,而不同效应机制与杀死不同期血吸虫直接相关,因此诱导宿主免疫应答集中于 Th1 或 Th2 亚群,也是一个很重要的问题。

## 四、糖基表位

已有研究表明,多糖是未成熟虫卵和童虫的重要抗原,但对它们的分离纯化和免疫原性的研究都存在许多困难。另外,已经分离和鉴定的一些重要血吸虫抗原是糖蛋白(IrV.5,srn23),而某些免疫原性与这些糖链密切相关,但克隆这些蛋白质显得困难重重。因此,保证重组蛋白与天然蛋白保持一致性,需要多领域之间相互合作。

# 五、超敏反应

体液免疫作为血吸虫的主要效应机制,激发的抗体 IgE 和有过敏特性的 IgG 亚类等具有超敏反应特性,从使用疫苗安全性角度考虑,如何选择疫苗抗原既能产生较强的免疫保护效应,又不至于激发有损害作用的超敏反应也是一个需要考虑的问题。

# 六、佐剂对人体的危害

适宜佐剂可增强抗原免疫力和维护免疫的回忆性效应,这在早期血吸虫病疫苗的研制过程中已明确提出。有些佐剂与抗原混合注射后会引起局部炎症反应,有时还会形成肉芽肿等。这远远不能满足新型疫苗的发展要求,随着合成肽疫苗、基因工程亚单位疫苗、抗独特型抗体疫苗以及 DNA 疫苗推出,研究适用于人类且实用的佐剂在所难免。

# 第七章　抗血吸虫药物

## 第一节　吡喹酮

吡喹酮(Praziquantel,PZQ,EMBAY8440)是 1972 年由德国的 E. Merck 和 Bayer 药厂合成的广谱抗蠕虫药,国内于 1977 年合成。该药对寄生于人体和动物的血吸虫、华支睾吸虫、并殖吸虫、姜片吸虫和多种绦虫的成虫及其幼虫都有显著的杀灭作用,其中对人体埃及、曼氏和日本血吸虫具有很强的杀灭作用,其毒性很低、病人耐受性良好、疗程短、口服方便,适于现场普治应用,在全球已被广泛应用。吡喹酮的问世,开创了寄生虫病化学疗法的新局面,使血吸虫病的化学疗法在 20 世纪 80 年代出现了突破性进展。本药是目前治疗日本血吸虫病首选的、唯一的理想药物。

**【药理作用】**　口服后吸收迅速,80%以上的药物可从肠道吸收。血药峰值于 1 小时左右到达,药物进入肝脏后很快代谢,主要形成羟基代谢物,仅极少量未代谢的原药进入体循环。门静脉血药浓度可较周围静脉血药浓度高 10 倍以上,脑脊液浓度为血药浓度的 15%～20%。哺乳期患者服药后,其乳汁中的药物浓度相当于血清中的 25%。口服 10～15 毫克/千克体重后的血药峰值约为 1 毫克/升。药物主要分布于肝脏,其次为肾脏、肺脏、胰腺、肾上腺、脑垂体、唾液腺等,很少通过胎盘,无器官特异性蓄积现象。$T1/2$ 为 0.8～1.5 小时,其代谢物的 $T1/2$ 为 4～5 小时。主要由肾脏以代谢物形式排出,72%于 24 小时内排出,80%于 4 天内排出。

**【作用机制】**　吡喹酮的作用机制目前尚不明确,但已有试验表明,一是干扰虫体肌肉的糖代谢,使其肌肉无力、挛缩,虫体随血流进入肝脏并最终死亡。二是对虫体表皮有直接毒性作用,可使其表皮糜烂,通透性增加,水分渗入虫体导致代谢紊乱,促进其死亡。三是可干扰血吸虫的钙离子内环境,吡喹酮可能改变虫体对钙离子的渗透性,促使内流而使虫体挛缩,或改变钙离子在皮层细胞质和肌肉内的分布并引起皮层损害。吡喹酮能够影响寄生虫体内的谷胱甘肽-S-转移酶的活性,从而影响其抗氧化功能,导致大量的过氧化氢和氧等活性氧产物在体内大量积聚,致使寄生虫体内的抗氧化系统损伤,从而起到杀虫作用。

**【杀虫效果】**

**1. 虫卵** 吡喹酮对血吸虫虫卵无效。黄一心(2010)报道,用300毫克/千克体重的治疗量治疗感染小鼠,一次口服后1~3天,肝组织虫卵孵出的毛蚴数明显减少,治疗后4~14天,孵化的毛蚴数与对照组相仿。粪便虫卵孵化于治疗后1~3天为阴性,停药后1周恢复阳性,至停药后21~25天才再次转为阴性。

**2. 毛蚴** 吡喹酮对血吸虫毛蚴有杀灭作用。黄一心(2010)报道,在体外用含吡喹酮1~100微克/毫升的水溶液孵化虫卵,未能在水的上层观察到毛蚴,但在沉淀物中可检获大量变形、活动异常或死亡的毛蚴。当吡喹酮浓度降低至0.1微克/毫升时,水的中上层可出现较多活动异常的毛蚴。可见,吡喹酮虽不抑制成熟虫卵的孵化,但毛蚴孵出后立即影响其形态、活动与活力。

**3. 母胞蚴与子胞蚴** 吡喹酮对母胞蚴与子胞蚴无杀灭作用。经吡喹酮0.3~30微摩/升作用24~48小后,钉螺体内的母胞蚴、子胞蚴和未发育成熟的尾蚴均未见有明显影响。

**4. 尾蚴** 吡喹酮对螺体内将成熟和已成熟的尾蚴有杀灭作用,并可阻止血吸虫尾蚴从螺内逸出。吡喹酮在水中杀死尾蚴的最低有效浓度为0.05微克/毫升,尾蚴与吡喹酮接触2小时后死亡。其机制主要是吡喹酮可溶解尾蚴体表的膜糖,使其不能适应非等渗的水环境。

**5. 童虫** 吡喹酮对刚侵入皮肤的血吸虫极为有效,对3天、7

天、14天的童虫皮层则没有或仅有轻度损害。对3小时、21天和28天的成虫皮层体被有中度或重度损害。

**6. 成虫** 吡喹酮对日本、埃及和曼氏血吸虫成虫均有明显而快速的杀灭作用。据报道,吡喹酮治疗感染日本血吸虫的小鼠,一次口服300毫克/千克体重的减虫率为72.3%,刺激量每天3次分服则为81.2%。家兔一次60毫克/千克体重剂量减虫率达90%;犬用该剂量每天3次分服可获治愈。

**【给药途径与其他制剂的研究】** 吡喹酮首过效应强,代谢产物基本无活性,口服剂量大,生物利用度低,对血吸虫童虫作用不明显,严重限制了其推广应用。以制剂技术维持吡喹酮原型药物在血液中的有效浓度是充分发挥其药效的前提。因此,提高吡喹酮疗效的新制剂技术成为近年来国内外防治血吸虫病的研究热点。目前,新的制剂技术包括包合物、经皮给药、脂质体等,主要通过提高吡喹酮溶出速率、改变给药途径、延长体内循环时间等方法改善药物功效。

**1. 吡喹酮注射剂** 吡喹酮注射剂可采用肌内、皮下、静脉注射等方法给药。操继跃(2001)报道,静脉注射吡喹酮,其消除半衰期短,有效血药浓度维持时间仅为4小时,为肌内注射的1/2。因此,在防治耕牛血吸虫病时,采用肌内注射效果较好。

吡喹酮注射剂经历了2%、4%、6%、200毫克/毫升、20%等几种浓度。2%和4%浓度注射剂以聚乙二醇为溶媒,其对动物刺激性较大,有使耕牛倒地不起的毒副作用。赵俊龙(2003)报道,给牛按10毫克/千克体重剂量肌内注射6%注射剂,对牛来说注射剂量太大,注射不方便。随后通过新溶媒制备的200毫克/毫升吡喹酮注射剂,性质稳定、毒性小,在小鼠药效学研究中该制剂的减虫率达100%。20%注射剂仍按10毫克/千克体重给牛肌内注射,用药剂量明显减少。刘粉(2009)用20%吡喹酮注射剂按600毫克/千克体重给小鼠肌内注射,减雌率100%,减虫率97.2%。

**2. 吡喹酮透皮剂** 吡喹酮与Azone等配伍后涂在皮肤上,可直接吸收进入体循环,避免吡喹酮经过肝脏受到首过效应与胃肠道的分解作用,不仅可减轻副反应,而且提高了药物的生物利用度,对口服吡喹酮困难的患者用透皮剂治疗有其优点。

王在华等(1994)应用吡喹酮透皮剂对动物日本血吸虫病进行系列试验治疗研究,筛选出代号为 860421-3 的 4%吡喹酮透皮剂减虫率最佳(94.3%)。急性毒性试验证明,用同等剂量,透皮给药的毒性作用比口服给药小,小鼠致死率低,小鼠 $LD_{50}$ 为 3.741±0.379 克/千克体重。黄铭西等(2001)曾做过试验证明,吡喹酮与二甲亚砜配伍制成的吡喹酮霜剂防护效果良好,无毒副作用,很低剂量就能达到 10 小时完全防护,12 小时仍在 99%以上。

**3. 吡喹酮缓释剂**　吡喹酮缓释剂有缓释片剂、缓释包埋剂、缓释栓剂、脂质体、长循环脂质体等。缓释剂可以避免首过效应,降低给药剂量,延长治疗时间,减少给药频率,提高生物利用度,同时可以提高吞咽困难患者或家畜的用药顺应性。

吡喹酮缓释片每片含吡喹酮 200 毫克,系南京药物研究所研制,与吡喹酮普通片平行对照相比,家犬一次口服吡喹酮缓释片 200 毫克/千克体重,其体内药代动力学特性为:峰浓度(Cmax)下降、峰时间(Tmax)推迟,有效血药浓度时间延长,而生物利用度没有显著改变。按每次 20 毫克/千克体重,1 天内服用 2 次,血药浓度长时间维持在有效浓度以上,27 小时时血药浓度为 2 微克/毫升,无明显峰谷现象。比普通片吸收慢、高峰血药浓度下降慢,高峰时间推迟。钱燕南等(1989)应用吡喹酮缓释片治疗 230 例日本血吸虫病患者,用双盲法与普通片 236 例作为对照,剂量 40 毫克/千克体重单剂顿服,缓释片无反应率为 31.74%,普通片为 17.7%,两者差异非常显著。缓释片与普通片治疗后 3 个月的粪孵阴转率分别为51.16%～88.46%与 67.21%～89.09%,无显著性差异,认为值得现场推广。

贺宏斌等(2003)曾报道,将吡喹酮原药与控释材料硫化硅橡胶、交联剂和催化剂等按一定比例经双辊混炼机混匀,挤压机挤出制得长2厘米、外径2毫米的吡喹酮缓释包埋剂,每根含吡喹酮原药30毫克,小鼠皮下包埋药棒后4周感染尾蚴,感染后7周解剖观察,预防保护率为40.2%,减肝卵率64.3%,每克粪便虫卵数(EPG)减少率70.5%。

申献玲等(2006)曾报道,温敏水凝胶能随环境温度的变化发生可逆性的膨胀收缩,高温收缩型水凝胶在温度低于低温临界溶解温度时,凝胶在水中形成良好的水化状态,温度升高时,凝胶脱水收缩,从而可以控制药物的释放。用胶凝温度37℃以下的泊洛沙姆P407/P188(15%:20%)为基质制备的吡喹酮水凝胶栓剂,家兔以40毫克/千克体重剂量直肠给药,药代动力学研究表明吡喹酮水凝胶栓剂的吸收优于口服给药,生物利用度为口服给药的1~7倍。

脂质体是一种类似生物膜结构的双分子层微小囊泡。吡喹酮亲脂性强,镶嵌于脂质材料形成脂质体后,稳定性提高,肾脏排泄与代谢减少,在血液中的滞留时间延长,生物利用度提高。经薄膜分散法制得的粒径46.65纳米的脂质体,在体外对曼氏血吸虫虫体收缩作用与相同浓度的吡喹酮原药相似,对感染血吸虫14天的小鼠给药,吡喹酮脂质体(PZQ-L)减虫率和减卵率分别为43.51%、51.56%,吡喹酮游离原药(PZQ-F)减虫率和减卵率分别为0和17.18%,可见脂质体技术可显著提高吡喹酮的疗效。

长循环脂质体(AUC)是表面经适当修饰后体内循环时间延长的脂质体。相对于普通脂质体来说,长循环脂质体粒径小、表面亲水性强,可以减少血浆蛋白的结合,避免单核吞噬细胞的吞噬,延长药物在体内循环系统的滞留时间,提高生物利用度。采用薄膜-超声法制得的表面经聚乙二醇修饰的长循环脂质体,包封率72%,粒径范围200~300纳米,家兔药代动力学研究表明,长循环脂质体较普通脂质体提高24倍。有研究表明,吡喹酮治疗慢性日本血吸虫病后12个月的阴转率仅为53.8%,减虫率随感染时间的延长而提高,主要由于感染早期宿主肝脏首过作用强,部分血吸虫童虫对药物不敏感所致。因此,这种在宿主体内具有较长滞留时间、在血吸虫童虫发育为成虫后仍能保持有效血药浓度的吡喹酮长循环脂质体是一种提高血吸虫病治愈率的理想制剂。

【副作用】 在治疗血吸虫病中,吡喹酮已作为首选药物,因其具有疗效高、毒性低的特点,目前广泛应用于临床,但也出现了不同程度的副反应。儿童副反应比成年人轻,女性副反应多于男性。大剂量组比低剂量组副反应发生率高,相同剂量时1天疗法组高于2天疗法组。有夹杂症组高于普通组。饭前服药者副反应发生率比饭后服药者为高。吡喹酮的副反应一般较轻且短暂,不影响治疗的进行和日常生活,其常见副作用包括以下几个方面。

**1. 神经肌肉系统反应** 以头昏、头痛、乏力、四肢酸痛、眩晕等多见,其次为失眠、嗜睡、多汗、肌颤动、晕厥、跌倒、肢体麻木、步态不稳、视力模糊、色视等。少数患者可出现精神失常、精神病复发、癔症、癫痫发作、下肢弛缓性瘫痪、共济失调等严重反应。陈名刚(1983)用吡喹酮治疗25 693例血吸虫病患者中,出现昏厥14例(0.54‰)、精神失常5例(0.19‰,无精神病史)、精神病复发6例,癔病发作3例(0.12‰),癫痫发作8例(有既往史),下肢弛缓性瘫痪2例(0.08‰),共济失调1例(0.04‰)。

**2. 心血管系统反应** 可出现室上性心动过速、心房颤动等。心电图可显示改变,以T波变化、早搏较多见,有的血压下降,继而出现休克,甚至出现心跳骤停而死亡。陈名刚(1983)报道吡喹酮治疗血吸虫病引起频发早搏22例(0.86‰),阵发性室上性心动过速2例(0.08‰,原有发作史),心房纤颤3例(0.12‰),Ⅰ度房室传导阻滞5例(0.19‰),心动过缓4例(0.16‰),心绞痛发作1例(有冠心病史)。

**3. 消化系统反应** 消化系统不良反应发生率非常低。主要表现为上腹剧痛、恶心、呕吐、便血,诱发上呼吸道出血、肝功能损害等。刘振维(1988)报道,一晚期血吸虫病患者入院1年前曾因少量腹水住院,无呕吐和胃病史。采用总剂量60毫克/千克体重吡喹酮于 2 天中分 3 次治疗,服完药后 46 小时排泄时突然呕血,先后 2 次约吐血 250 毫升。

**4. 过敏反应** 其发生率较高,主要表现为丘疹、斑丘疹、荨麻疹、血管神经性水肿,伴有痒感,严重者可发生剥脱性皮疹,也可出现过敏性紫癜和淤血点,鼻和口腔、牙龈等处可见出血,个别可见血尿、月经紊乱等。少数患者伴畏寒、发热、腹痛、腹泻。王典主报道,采用吡喹酮总剂量 60 毫克/千克体重的 2 天疗法治疗慢性血吸虫病 3 480 例,其中 31 例出现过敏性皮疹,占 0.9%,年龄为 15~54 岁,既往均无皮肤过敏史。

鉴于吡喹酮可引发一些严重反应,且一些反应机制尚不完全清楚,故认为对伴有严重心律失常或心力衰竭未能控制、晚期血吸虫病肝脏代偿功能极差、肾功能严重障碍等疾病者,一般不宜使用。对各种类型精神病和癫痫患者,用吡喹酮治疗时应慎重。

# 第二节 奥沙尼喹

奥沙尼喹(羟氨喹,Oxamniguine)于 1969 年合成,1973 年开始临床试用,由于该药仅对曼氏血吸虫有杀灭作用,且疗效好、毒性低,故已成为仅次于吡喹酮的全球治疗曼氏血吸虫病的主要药物之一。

**【药理作用】** 奥沙尼喹属四氢喹啉类化合物,为微橙色结晶体。给动物灌胃或肌内注射后吸收良好,血药浓度半衰期为 2~6 小时,以尿液中排泄最多。健康人口服后吸收较完全,代谢产物多从尿液中排出,12 小时内排出量占给药量的 38.3%~65.9%,36 小时内尿液中排出原药仅占 0.4%~1.9%。代谢产物无杀虫作用。

**【杀虫作用】** 奥沙尼喹有较强的杀曼氏血吸虫作用,感染曼氏血吸虫的小鼠以每天 20 毫克/千克体重剂量连续灌胃 3 天,100%治愈。不同地区曼氏血吸虫对奥沙尼喹的敏感性有差异。奥沙尼喹对皮肤内与肺期以前的童虫有杀灭作用,且杀童虫作用比杀成虫作用强。该药对日本和埃及血吸虫无杀灭作用。曼氏血吸虫受奥沙尼喹作用后,雄虫较早出现变化,实质疏松、皮层中度损伤,雌虫卵黄腺与卵巢发生退行性变化。临床上已发现极少数曼氏血吸虫病病例对奥沙尼喹产生耐药性。对海蒽酮有耐药性的曼氏血吸虫对奥沙尼喹有交叉耐药性。

**【疗程与疗效】** 在巴西早期用奥沙尼喹 5~7.5 毫克/千克体重单剂肌内注射,4~6 个月粪便虫卵阴转率为 85.5%。由于肌内注射后局部疼痛显著,后改为口服,成年人剂量 15 毫克/千克体重单剂口服,治愈率为 81.3%,若将总量分 2 次服,治愈率为 90%,治疗后 3 个月内虫卵减少率为 93%~95%,儿童剂量需加大至 20 毫克/千克体重。不同地区用奥沙尼喹治疗曼氏血吸虫病的剂量差别颇大,在西非、巴西等地用 15~20 毫克/千克体重单剂口服,治愈率为 85%~90%;在坦桑尼亚与赞比亚采用总量 40 毫克/千克体重剂量,分 2 天口服;而在南非、埃及和苏丹用总量 60 毫克/千克体重剂量,分 3~5 天口服,治愈率只有 55%~85%。

**【副作用】** 奥沙尼喹口服副作用较轻,可有头昏、嗜睡、头痛、恶心、呕吐、腹泻等,以头昏较多见,一般在 6 小时内可消失,半数患者无任何反应。个别病人治疗后出现幻觉与精神兴奋,有癫痫史者使用后可出现癫痫发作,故有癫痫史者禁用此药。一次口服 25 毫克/千克体重以下时,临床耐受良好。

# 第三节 敌百虫

敌百虫(Metrifonate)是一种有机磷化合物,为白色结晶粉末,易溶于水和多种有机溶剂。敌百虫用于治疗人体寄生虫病有 30 多年的历史,对埃及血吸虫病疗效好,对曼氏和日本血吸虫病疗效差,它曾是治疗埃及血吸虫病的首选药物,有一定疗效,毒性低、价廉、使用方便。我国于 20 世纪 70 年代初用于治疗日本血吸虫病,效果不佳,后改为与呋喃丙胺合并应用,疗效明显提高。但是,由于约有 15% 的病例使用敌百虫治疗无效,且治疗需要每 2 周投药 1 次,连服 3 次才有效果,往往较难完成疗程,于是世界卫生组织(WHO)于 1997 年已将敌百虫从抗血吸虫基本药物中删除。但许发森等(2003)报道,用敌百虫杀灭粪便中的血吸虫虫卵和钉螺具有良好的效果。20 毫克/升敌百虫杀虫卵率 24 小时为 100%,10 毫克/升敌百虫 72 小时杀钉螺率为 96%。

## 第四节  硝硫氰胺

硝硫氰胺(Nithiocyarnine,Amoscanate,7505)是一种二苯胺异硫氰酯类化合物,化学名称为 4-硝基-4′-异硫氰基二苯胺。系瑞士 Ciba 药厂研制、湖北省医药工业研究所于 1975 年 5 月仿制而成的一种广谱抗蠕虫药,国内代号为"7505",1975 年 10 月进入临床试验,在以后 8 年多时间里,川、湘、皖、赣、苏、鄂 6 省用硝硫氰胺治疗各型日本血吸虫病 350 万人次。我国是全球使用硝硫氰胺治疗人体血吸虫病最早、最多的国家,由于硝硫氰胺疗效较好,用量小、价廉、疗程短、副作用较轻,是当时治疗血吸虫病非锑制剂中较理想的药物,在部分省的防治工作中起过重要作用。

【药理作用】  口服后肠道吸收快,5 分钟即可在血液中测到,2 小时后血药浓度达高峰,72 小时仍维持较高浓度,至第六周还有微量,服药 15 分钟后就可以在虫体内测到,6 小时即达高峰,2～6 天仍维持一定浓度。血浆浓度高于红细胞浓度的 2 倍左右,在组织中分布广泛,按含量高低依次为肝脏、肾脏、肺脏、心脏、小脑、脂肪、大脑、脾脏、肌肉、骨、睾丸、卵巢。主要由胃肠道排出,24 小时粪便中排出量为摄入量的 65.6%,72 小时为 71.6%。尿液中排出量甚微,主要为葡萄糖醛酸结合物。主要在肝脏内代谢。原药及其代谢产物可通过血脑屏障。

【杀虫作用】  硝硫氰胺对 1 天、7 天和 14 天的童虫几乎无效,但对 21 天、28 天、35 天和 42 天的虫体有效。黄文通等(1980)

曾报道,小鼠感染血吸虫尾蚴后,每隔 7 天,每天分别口服硝硫氰胺 22.7 毫克/千克体重,连用 3 次,治愈率随着虫龄的增长,由 21 天的 57.1%增加至 42 天的 100%。

【剂　型】　硝硫氰胺可分为微粉型、粗粉型、固体分散型(PEG 型)、微粉油型和水溶性衍生物等。

**1. 微粉胶囊**　药物粒径 3～6 微米,每粒含原药 50 毫克,为临床使用的主要剂型。

**2. 微粉胶丸**　将微粉硝硫氰胺混于麻油中研磨成粒径为 1～3 微米的油混悬剂。

**3. 聚乙二醇片**　将硝硫氰胺经聚乙二醇-12000 固体分散后制成片剂,每片含原药 10 毫克。

**4. 微囊片**　为使用邻苯甲酸醋酸纤维素为囊材的单凝聚微囊粉,每片含原药 20 毫克,此型为肠溶片。

**5. 2%水悬剂**　用于治疗耕牛血吸虫病。

本药不同剂型有效剂量的减虫率均达到 95%以上。

【疗法与疗效】　临床上使用硝硫氰胺治疗日本血吸虫病多用 3 天疗法和一剂疗法。

**1. 3 天疗法**　最大剂量以 50 千克体重为限,成人总量:微粉胶囊与微囊片为 7 毫克/千克体重,最高总量为 350 毫克;微粉胶丸与聚乙二醇片为 3～3.5 毫克/千克体重,最高总量为 150～175 毫克。一般将总量均分为 3 剂,每晚服 1 剂,连服 3 天。对体重超过 60 千克或重感染者可提高总量至 420 毫克,儿童要适当加量。3 天疗法一般用于治疗慢性、早期血吸虫病,治疗感染较轻的患者远期疗效为 80%～90%。

**2. 一剂疗法**　试验与临床观察证明,采用相同的总剂量,一次口服法与分 3 次给药的 3 天疗法疗效相似,且毒副反应未见增加,一剂疗法肝脏损害率(以血清丙氨酸转氨酶升高为指标)为 16.7%,比 3 天疗法(42.5%)低(王在华等,1982)。

【副作用】　胃肠道反应会出现恶心、呕吐、食欲不振、腹胀、腹泻。可引起肝脏损害,肝区疼痛,多在服药后第一周出现。极少数病人出现黄疸,一般出现于治疗后 7～15 天,黄疸指数、胆红素、谷丙转氨酶升高。神经系统反应出现时间早,多在服药后即可出现神经衰弱、头痛、头晕、失眠、噩梦或多梦、肌肉无力、共济失调、自主神经功能紊乱,持续 3～7 天消失,一般不影响治疗。对心血管系统影响一般不显著,4.47% 的病例服药后心律暂时减慢,4.5% 的病例血压短暂下降,停药后均可恢复。此外,尚有发热、皮疹等副反应。

## 第五节　蒿甲醚

蒿甲醚(Artemether,β-甲基二氢青蒿素)系含过氧桥的新型倍半萜内酯青蒿素的衍生物,由中国科学院上海药物研究所首先合成。为白色片状结晶,脂溶性比青蒿素大,它不仅具有杀疟原虫作用,还具有抗日本血吸虫和曼氏血吸虫的作用。

【药理作用】　口服蒿甲醚吸收迅速,但不完全,给药后 2 小时血药浓度达峰值,峰值可达 16～372 毫克/升,半衰期为 1～2 小时,但与肌内注射给药相比,相对生物利用度仅为 43%。蒿甲醚主要由肝脏代谢,肌内注射吸收缓慢但完全,肌内注射 10 毫克/千克体重后,血药达峰时间为 7 小时,峰值可达到 0.8 微克/毫升左右,半衰期约为 13 小时。在体内分布甚广,以脑组织最多,肝脏、肾脏次之。主要通过肠道排泄,其次为尿液排泄。根据试验结果,蒿甲醚在体内存在脱醚甲基代谢。本品在家兔的生物利用度仅为 36.8%～49.5%。

【杀虫作用】　蒿甲醚灌胃治疗小鼠血吸虫病的疗效比肌内注射为好或相仿。肖树华(2005)报道,兔于感染血吸虫尾蚴后不同时间一次灌服蒿甲醚 15 毫克/千克体重,虫龄为 5 天、7 天、9 天、11 天和 14 天的童虫最敏感,减虫率达 90% 以上;虫龄为 17～21 天的童虫也较敏感,减虫率约为 70%。小鼠试验结果表明,对蒿甲醚最敏感的为 7 日龄童虫。蒿甲醚对成虫也有一定的作用,35 日龄成虫经蒿甲醚作用后,最早出现形态学变化是雄虫睾丸和雌虫卵黄腺、卵巢迅速萎缩退化,虫体缩小。

**【预防血吸虫病的效果】**

**1. 试验治疗**　小鼠于感染血吸虫尾蚴后 7 天一次灌服蒿甲醚 300 毫克/千克体重,减虫率和减雌率分别为 69.8% 和 77.3%,若一次给药后,每周追加 1 次,共用 4 次,则减虫率和减雌率分别为 93.7% 和 93.6%。兔与犬于感染后 7 天灌胃蒿甲醚 10 毫克/千克体重或 15 毫克/千克体重,以后每 1～2 周重复使用 1 次,共用 2～4 次,总减虫率与减雌率为 96.8%～100%。

**2. 临床观察**　肖树华等(1995)报道,在湖南省湖沼型洲垸亚型血吸虫病流行区,全村受试村民单剂口服剂量为 6 毫克/千克体重,以后每 15 天重复给药 1 次,共服 4 次。对照组口服安慰剂的剂量与时间同蒿甲醚组。粪检考核结果显示,服药者阳性率为 5.5%,对照组阳性率为 13.6%,两组差别显著。

# 第六节　青蒿琥酯

青蒿琥酯(Artesunate)化学名为二氢青蒿素-10-α 琥珀酸单酯,也是青蒿素的一种衍生物。

**【药理作用】**　静脉注射后血药浓度很快下降,T1/2 为 30 分钟左右。体内分布甚广,以肠道、肝脏、肾脏较高。主要在体内代谢转化,仅有少量由尿液、粪便排泄。

**【杀虫作用】**　茹炜炜等(2006)报道,小鼠分别在感染后 2 小时、1 天、3 天、7 天、12 天、14 天、16 天、25 天、35 天、42 天一次灌服青蒿琥酯 500 毫克/千克体重,对照组感染后不给药。结果 1 天、3 天、7 天、12 天、14 天、16 天、25 天、35 天、42 天组小鼠的减虫率分别为 16.9%、18%、71.3%、50.2%、36.9%、31.3%、45.3%、58% 和 26.4%。青蒿琥酯对感染小鼠体内不同发育阶段的日本血吸虫有不同程度的杀灭作用,但以 7～35 日龄童虫或成虫对该药最敏感。药物对 7 日龄童虫效果最佳,减虫率达 71.3%;35 日龄成虫次之,为 58%。

**【预防血吸虫病的效果】**

**1. 试验治疗** 预防小鼠血吸虫病以感染后 6～11 天给药为好,减虫率与减雌率为 69.5%～78.8% 和 67.3%～80.9%。最佳给药间隔时间以每隔 2～10 天给药 1 次或连续 4 次给药均可,减虫率为 76.5%～84%,减雌率为 79.3%～84.9%。

相同剂量给病鼠投药 4 次或 6 次其杀童虫作用相似,疗程相同时,杀虫效果随剂量增加而增强。病鼠每次口服青蒿琥酯 300 毫克/千克体重,连用 4 次,杀虫效果(减虫率与减雌率为 89.1% 与 90.7%)优于其他各组。

青蒿琥酯皮下注射杀童虫作用比口服效果好,病鼠以 300 毫克/千克体重一次皮下注射与 300 毫克/千克体重连续 4 次口服,其减虫率分别为 92.9% 与 78.6%,有显著差异。

小鼠分别感染血吸虫尾蚴 20 条、40 条和 80 条后 7 天,给予相同剂量与疗程的青蒿琥酯,减虫率无明显差异,而治愈率随感染程度加重而降低。

吴玲娟等(1995)曾报道,小鼠、兔于感染后第七天,小鼠服青蒿琥酯 300 毫克/千克体重、兔服用 20～40 毫克/千克体重,每周 1 次,连服 4～6 次,减虫率分别为 77.5%～90.66% 和 99.53% 与 97.1%。用相同剂量与疗程比较,青蒿琥酯杀童虫作用在少数小白鼠试验中似优于蒿甲醚和还原青蒿素。

**2. 临床观察** 徐明生等(1999)报道,在望江县选择易感人群分服青蒿琥酯和安慰剂。预防组顿服青蒿琥酯片,剂量为 6 毫克/千克体重,每周 2 次,共服 4 次,体重以 50 千克为限;对照组顿服形状、色泽和剂量完全相同的安慰剂片。预防治疗于末次服药后 4 周做粪便检查,杨河试区阳性率 0.7%,对照组阳性率为 3.8%;沙山试区预防组粪检均阴性,对照组阳性率为 6.3%。吴玲娟等

（1995）报道，试验对象在接触疫水后第七天开始服药，每周 1 次，连服 8 次。试验组顿服青蒿琥酯，剂量为 6 毫克/千克体重，体重以 50 千克为限。对照组顿服安慰剂片。停止服药后 4 周，粪便检查试验组全部阴性，对照组阳性率为 4.64%。青蒿琥酯预防日本血吸虫病的保护率为 100%。

## 第七节　中草药

中草药在防治血吸虫病工作中可起到一定的辅助作用，在防护过程中已发现经济高效和保护人、畜效果较好的中草药。早在 20 世纪 50 年代就有很多中药方剂用于治疗血吸虫病，随着医疗技术的发展和学者不断地探索研究，中草药防治血吸虫病的效果也在不断进步。

范立群（2008）报道，射干、徐长卿和苦参在一定程度上可抑制或阻止尾蚴对琼脂的钻穿，商陆则起相反的作用。用这几种中药进行动物灌胃试验，商陆使用低、中、高 3 种浓度（0.2 克/毫升、0.4 克/毫升、0.8 克/毫升），均有明显减虫率和减卵率，减虫率、减卵率最高都可达 100%。苦参用 0.4 克/毫升、0.8 克/毫升、1.6 克/毫升 3 种浓度，最高减虫率为 50%，最高减卵率为 100%。徐长卿用 0.4 克/毫升、0.8 克/毫升 2 种浓度，减虫率与减卵率均很明显，减虫率可达 90%，减卵率达 100%。但张爱华等（2007）报道，用荆芥、柴胡、桂枝 3 种中草药预防日本血吸虫尾蚴感染，结果表明 3 种中药均无明显的抑制血吸虫尾蚴钻肤的作用。

中草药不仅可以单一用药，也可以联合用药治疗血吸虫病。邹艳等（2010）报道，单用南瓜子治疗感染血吸虫尾蚴后 1～10 天的小鼠，减虫率为 5.66%；单用黄芪治疗感染后 1～10 天的小鼠，减虫率为 10.2%；南瓜子和槟榔联用治疗感染后 1～10 天的小鼠，减虫率为 22.13%；用中药复合剂（黄芪 36 克、南瓜子 36 克、槟榔 12 克）治疗感染后 1～10 天、8～17 天、15～24 天、28～37 天的小鼠,减虫率分别为 36.21%、26.74、39.04%、20.22%,减肝卵率分别为 58.6%、32.2%、47.7%、27.3%。结果表明,中草药联合用药治疗血吸虫病的效果优于单一用药。

　　中草药也可针对血吸虫病引起的病症对症治疗。赵建玲等(2008)曾报道,复方中草药制剂(黄芪、蜈蚣、三七、鳖甲、当归、桃仁、连翘、夏枯草等)用先进水提工艺提取制备成含生药 1 克/毫升浓度的水溶液灌喂感染血吸虫尾蚴的小鼠,用以治疗血吸虫病引起的肝纤维化,结果治疗组肝内虫卵肉芽肿普遍较对照组小,虫卵肉芽肿内的胶原分布亦较感染对照组减少,治疗组肝内转化生长因子 β1(TGF-β1)阳性着色较对照组少。

## 第八节　联合用药

### 一、中西药联合用药

　　彭继东曾报道用中西药结合治疗慢性血吸虫病合并慢性肠炎114 例。患者入院后,先给予吡喹酮治疗,按总剂量 60 毫克/千克体重,以 60 千克体重为限,分 2 天 6 次服完。再根据中医分型辨证施治。脾胃湿热型处方为:厚朴、黄连、黄柏、枳壳、槟榔、藿香各10 克,白术、薏仁、滑石各 15 克,白芍 12 克,地榆炭 20 克,白头翁18 克,可随证加减。脾胃虚弱型处方为:党参、炒莲子肉、山楂炭各 15 克,茯苓、炒扁豆、陈皮、木香各 10 克,鸡内金 12 克,山药 20克,黄连、炙甘草各 6 克,水煎服。肾阳不足型处方为:附片、炮姜各 6 克,黄芪、白术、党参各 15 克,补骨脂、肉豆蔻各 10 克,五味子6 克,陈皮、木香各 10 克,白头翁、白花蛇舌草各 15 克。肠胃津亏型处方为:生地黄、黄芪、白术、石斛各 15 克,蒲公英 30 克,火麻仁20 克,茜草根 15 克,麦冬 12 克,川楝子 10 克,刘寄奴 30 克,可随证加减。治疗结果为基本治愈 101 例,好转 11 例,无效 2 例。采用吡喹酮治疗是关键,夹杂症对症治疗,最终治愈。李珊等(2011)

报道,吡喹酮与加味四逆散联合用药能改善患血吸虫病小鼠的肝功能状况,对病小鼠的肝损伤具有一定的保护作用。

## 二、西药联合用药

侯循亚等(2006)曾报道,用蒿甲醚与吡喹酮联合治疗急性血吸虫病,治疗组采用第一天晚饭后 0.5 小时服用蒿甲醚 6 毫克/千克体重,第二至第七天按《血吸虫病防治手册》(第 3 版)制订的急性血吸虫病治疗方案给予吡喹酮治疗。对照组采用第一天晚饭后 0.5 小时服用安慰剂,第二至第七天服用吡喹酮,方法同治疗组。治疗后 45 天检查,治疗组治愈率为 97.7%,对照组为 95.7%。治疗组减卵率为 99.1%,对照组为 96.7%。治疗组的治愈率与减卵率均高于对照组。

张燕萍等(2003)曾报道用青蒿琥酯与吡喹酮联合应用治疗早期兔血吸虫病。试验共分 4 组,第一组于感染后第七天服用青蒿琥酯,第三十五天再服吡喹酮,剂量分别为 20 毫克/千克体重和 40 毫克/千克体重。第二组于感染后第七天服用青蒿琥酯,剂量为 20 毫克/千克体重,每周服 1 次,连服 4 次。第三组于感染后第三十五天顿服吡喹酮,剂量为 40 毫克/千克体重。第四组不服药。治疗结果如下:青蒿琥酯与吡喹酮联合用药效果最好,减虫率与减雌率分别为 97.88% 和 98.63%。两药的联合显示了互补性,既缩短了青蒿琥酯的疗程,又克服了吡喹酮杀灭血吸虫童虫效果不良的不足,减少了治疗费用,也可改变单一使用吡喹酮的现状。

王在华等(1986)用硝硫氰胺合并使用吡喹酮的 2 天疗法,成年人第一天一次口服硝硫氰胺微粉 150～200 毫克,第二天服吡喹酮 2 克(分 2～3 次服下),经试验与 488 例临床观察,在重疫区用于治疗慢性、早期血吸虫病疗效比单独使用硝硫氰胺 3 天疗法好,与吡喹酮 2 天疗法(总量 3.6 克分 6 次服)疗效相近,用药后 6 个月粪便累计阴转率为 85%。

# 第八章 血吸虫病的预防措施

鉴于血吸虫病的流行环节复杂,各流行区的流行程度不一。在我国血吸虫病的防治措施仍是综合性的,因时、因地制宜地选择适当的主导措施有着实际意义。

## 第一节 控制传染源

采取措施使感染血吸虫的病人、病畜(兽)的粪便中少量含有甚至不再含有虫卵,对病人和病畜采用有效药物进行集体治疗,对野生动物则采用捕杀的方法。

1977年我国仿制合成了口服药吡喹酮,经动物试验和临床观察,证明其毒性低、疗程短、疗效高、给药方便、适应证广,可用于急性、慢性、早期、晚期和伴有夹杂症病人的治疗,是血吸虫病化学治疗上的重大突破。吡喹酮作为一种广谱抗蠕虫药,对各种吸虫病(包括血吸虫病、华支睾吸虫病、肺吸虫病、姜片吸虫病等)、绦虫病和囊虫病(眼囊虫病除外)均有良好疗效。

## 第二节 粪便管理

只有带血吸虫卵的粪便入水,才能感染钉螺,构成传播与流行。因此,应设法防止粪便入水污染水源,并且杀灭粪便中的虫卵。

把河、湖、塘、沟边的粪缸、粪池和厕所迁移到远离水源的地方,并尽可能做到搭棚加盖,防止雨水冲刷而外溢。不要在河、湖、塘、沟中洗刷粪桶,洗刷粪桶的水应倒在没有钉螺或远离河、湖、沟、塘的旱地内。

在农村,人、畜粪便仍然是重要的有机肥料。在使用含血吸虫卵的粪便之前,必须先杀死粪便中的虫卵。例如,贮粪池中粪便、尿液混合,尿液中的尿素经微生物的尿素酶作用而分解成氨、二氧化碳和水,氨能杀死血吸虫虫卵,其浓度越高,虫卵死亡越快。温度越高,发酵作用越快,氨的浓度也越高。粪尿合贮的血吸虫虫卵在夏季 3 天死亡,冬季 7 天死亡,处理的关键是必须加盖封存到规定的时间再启用。另外,生产中还普遍使用三格化粪池和沼气池、高温堆肥法和药物灭卵法,都可以杀死血吸虫虫卵。紧急用肥时,可施用药物加速虫卵死亡,如在粪便中加适量氨水、石灰氮、尿素和过磷酸钙等,可以在 1~2 天杀死虫卵。

## 第三节　消灭钉螺

灭螺时要坚持先上游、后下游,由近到远,先易后难,灭一块、清一块、巩固一块,重点消灭居民区附近人、畜常到的易感地带钉螺的原则,并与农田水利建设相结合,彻底改造钉螺滋生环境。

### 一、改变环境灭螺

可结合农田基本建设、积肥、垦种等生产措施进行灭螺。例如,将旧的有钉螺的灌溉沟渠填平,按农田基本建设的规划修建新灌溉系统。对一些废塘、洼地、废沟和无用的小河或断头浜填埋改为田地等,改变钉螺滋生的环境,达到消灭钉螺的目的。在水网地带河道两岸建造的"灭螺带"也属于土埋灭螺的类型。

对一些复杂地形的整治,如在上海市青浦区朱家角镇,将河道两岸的石驳岸修茸平整,嵌水泥,清除或盖埋碎石堆和砖瓦堆,都是改变当地生态环境,使钉螺不利于生存而达到消灭钉螺的目的。

### 二、药物灭螺

使用药物灭螺时要注意天气和气温的变化,由于一般杀螺药的杀螺作用都与温度和钉螺接触药液的时间有关系,因此药物灭螺时气温最好在20℃以上。同时,还要注意天气变化,在大雨或暴雨前不宜施药,以免药液流失,不仅影响灭螺效果,而且还会造成公害。使用药物灭螺时还要采取有效措施防止药液流入鱼塘和河道,灭螺后2周内禁止耕牛在灭螺点放牧,以防药物毒害家畜、鱼类和农作物。

(一)五氯酚钠　是国内使用最广泛的杀螺剂,易溶于水,对成螺、幼螺、螺卵都有较好的杀死作用。但受阳光暴晒会影响杀螺效果。对人、畜和植物有一定毒性,特别对鱼类有较强的杀伤力。因此,在养鱼塘和水产养殖场禁止使用。

(二)氯硝柳胺　对皮肤无刺激,对人、畜毒性低,不损害农作物,可直接加水稀释应用。此药杀螺效力大、持效长但作用缓慢,故在施药后有钉螺上爬现象。用以杀螺的药量对螺卵、尾蚴也有杀灭作用。为了防止钉螺上爬,提高药效,可以与五氯酚钠合并使用。

(三)溴乙酰胺　杀螺作用强,对鱼类毒性低,易溶于水,使用方便(朱达培,1984)。

## 三、植物灭螺

许多有毒植物,如土大黄、黄果茄、闹羊花、茶籽饼、苦葛、苦楝子、鱼藤、皂角、山红木叶、巴豆、密蒙花、龙舌兰、枫杨树叶的浸出液都有一定的杀螺作用,但来源有限,只能因地制宜,就地取材。

## 四、物理因素灭螺

如利用加热、微波等方法灭螺。或用塑料薄膜覆盖有螺河岸,在晴天经日光暴晒,膜内温度可提高至70℃,利用其产生的高温即可杀灭钉螺。

# 第四节 防止感染

## 一、防止接触尾蚴

包括安全用水和杀灭尾蚴两部分。

为了保证血吸虫病流行区居民的饮用水安全，防止血吸虫感染，在人口密集的村庄，应创造条件，有计划地逐步引进自来水，这是保证饮用水安全的最好办法。不要到疫水中游泳、洗衣服等，预防血吸虫病的最好办法就是不接触疫水。为了提醒当地、尤其是外来人群不要接触疫水，当地血防部门应在有螺地带设立警示牌，告诫人们不要接触疫水，必须接触疫水时要做好防护。

在群众打湖草或抢收之前，应先杀灭感染性钉螺密度高处的尾蚴。在水面上喷洒五氯酚钠或氯硝柳胺，能迅速杀灭水面上的尾蚴。前者每平方米施药 5 克，后者施药 1 克，但注意在流水中用药药物易被冲走。稻田中可使用茶籽饼，每 667 米$^2$ 用 3.3 千克，或用生石灰 25 千克（碱性田不能使用），研细撒于水中，可使尾蚴很快死亡。家庭用水可用加温法去除尾蚴，其在 45℃ 中水中的死亡时间为 20 分钟，在 50℃ 水中死亡时间为 3 分钟，在 60℃（感到烫手）的水中立即死亡。

## 二、防止尾蚴侵肤

可以使用防护用具或涂擦防护药物。阻止尾蚴侵入人体的防护用具有桐油布袜、长筒胶靴、尼龙防护裤、手套或用缠布绑腿等。衣裤用氯硝柳胺浸泡，防护效果更佳，至少 6 个月内有防御尾蚴感染的效果。涂肤药物中含氯硝柳胺的"防蚴笔"，持续药效也较长，涂擦 1 次可防护 8 小时。其他如含苯二甲酸二丁酯的各种剂型防护的时间仅为 4 小时左右。

## 三、防止发病

即消灭体内的血吸虫童虫,抑制或消灭体内的血吸虫卵,防止或减少血吸虫虫卵肉芽肿的危害。杀灭童虫的药物正在研究中。血吸虫病疫苗为当前寄生虫学的热门课题。抑制血吸虫病的病理基础——控制虫卵肉芽肿的药物和方法也正在探索中。

# 第九章　家畜血吸虫病的防治

## 第一节　家畜血吸虫病的流行病学特点

### 一、流行类型

我国主要流行日本血吸虫病,故本书主要介绍日本血吸虫病,其流行地区可以划分为 3 种类型,即水网型、湖沼型和山丘型。

### 二、易感动物

日本血吸虫病是哺乳动物群体病,因此除感染人外,也感染其他 40 余种哺乳动物,其中自然感染日本血吸虫的家畜或家养动物有黄牛、水牛、马、驴、猪、山羊、绵羊、犬、猫和兔等。

### 三、感染方式和传播特点

感染方式有 3 种:一是皮肤感染,即家畜接触疫水时,尾蚴即可从皮肤侵入动物体内而感染。皮肤感染是动物感染的主要途径。二是黏膜感染,家畜在饮水或食入带有尾蚴的青草时,尾蚴可侵入口腔黏膜发生感染。三是胎内感染,母畜在妊娠期间感染血吸虫病,生出的仔畜也很可能感染血吸虫病,甚至导致死胎等现象。

### 四、家畜血吸虫病的症状

从症状的严重程度来看,黄牛重于水牛,奶牛重于本地黄牛,小牛重于大牛,绵羊和山羊比黄牛的耐受性更差,小猪大量感染后也有明显的症状,马、驴和犬一般不表现明显的临床症状。

家畜血吸虫病可分为急性型和慢性型。急性型多出现在 3 岁以下的牛,尤其是奶牛,主要表现为精神极度委靡,食欲下降,呈稽留热型,日渐消瘦,腹泻与便秘交替出现,进而粪便呈水样,夹带血液、黏液、污物等。严重者直肠外翻,久而不能缩回,甚至直肠外翻达 20~30 厘米,病牛疼痛不安,进而食欲废绝,严重消瘦、甚至骨瘦如柴,被毛粗乱,黏膜苍白,起卧、呼吸困难,最后倒地不起,衰竭而死。慢性型表现为消瘦,时有腹泻,耕作能力降低。奶牛感染后先是产奶量下降,出现母牛不发情、不孕、流产等症状,重者表现为脱水和血痢。

## 第二节　家畜血吸虫病的诊断

在血吸虫病流行区,应对家畜患病情况进行调查,一般以每年 1 次为宜,流行严重的地区根据需要,可每年进行 2 次。由于耕牛(黄牛、水牛)、马属动物(马、驴、骡)饲养周期长,应作为调查的重点。各地农业血防部门除了认真做好每年查病、治病工作外,要建立登记卡,做到一畜一卡,由专人负责保管。这不仅可以考察防治效果,同时也便于了解一个地区重复感染的情况。查病对象除耕牛等大家畜外,其他家畜如猪、犬、羊等,各地可根据实际情况有重点地进行调查。查病的方法一般采用下列几种。

### 一、病原学检查

病原学检查是指对被检家畜的粪便进行血吸虫虫卵或毛蚴检查,以及家畜宰杀后的虫体和虫卵检查等。尤其是粪便毛蚴孵化法检查,在生产中长期被广泛应用。

**(一)直肠黏膜检查**　用直肠黏膜刮深入牛直肠约 40 厘米处,轻轻刮取直肠的一小块黏膜,以镊子取下并置于水中略为清洗,然后置于载玻片上,再加上另一张载玻片压紧,于低倍镜下($10 \times 10$)检查,阳性者可发现呈散在的或葡萄样的血吸虫虫卵。

（二）粪便虫卵检查　参见第五章"粪便中虫卵的检测方法"。

（三）粪便毛蚴孵化法　该方法又分为粪便沉淀毛蚴孵化法、粪便尼龙兜淘洗毛蚴孵化法、粪便顶管毛蚴孵化法、粪便直接毛蚴孵化法、粪便棉析毛蚴孵化法。各种方法都大同小异，这里主要介绍粪便尼龙兜淘洗法和粪便直接毛蚴孵化法。

**1. 粪便尼龙兜淘洗法**　取新鲜粪便 300 克，搅拌混匀后分成 3 份，每份 100 克。将分好的粪便置于 40 目铜筛滤杯内，然后将该铜筛放入预先盛好水的粪杯内进行淘洗，淘洗时三上三下，力求将血吸虫虫卵全部洗下，除去滤渣。将滤液倒入 260 目尼龙兜，用清水继续淘洗，至滤水清晰。将网兜内粪样捏干成团块状包入纸内，放入塑料袋内保湿，在 30℃恒温箱中孵育 24 小时。将孵育好的粪样倒入 500 毫升的长颈烧瓶（或三角瓶）内，加孵化用水至瓶颈处，在瓶颈处塞一团脱脂棉（脱脂棉与粪水之间不能留有空气柱），再加清水至距瓶口 1～2 厘米处，保持温度在 22℃～26℃，进行孵化。分别在开始孵化后 1 小时、3 小时、5 小时各观察 1 次，每次观察 2 分钟以上，发现水面下有白色点状物做直线运动，即为毛蚴，判为阳性并记录。

**2. 粪便直接毛蚴孵化法**　取粪样 50 克放入 500 毫升塑料量杯中，加 50～100 毫升孵化用水，充分搅拌后，再加孵化用水至杯口 2～3 厘米处，自然沉淀 15～20 分钟，缓缓倒去约 2/3 的上清液，将沉渣装入球形长颈平底烧瓶，将孵化用水加至距瓶口 5～6 厘米处，在瓶口水面塞入约 0.1 克疏松脱脂棉，再缓缓加满孵化用水，静置孵化，观察毛蚴。

（四）解剖诊断　即在动物尸体内收集血吸虫虫体，或在组织中检获虫卵，这是诊断血吸虫病最为准确的方法。这种方法主要用于血吸虫病实验动物的最后确诊，在平时的普查中一般不用。

## 二、血清学检查

（一）环卵沉淀试验（Circumoval Precipitin Test，COPT）　是

以血吸虫全卵为抗原的特异性免疫血清学试验,卵内毛蚴或胚胎分泌排泄的抗原物质经卵壳微孔渗出,与检测血清内的特异性抗体结合,可在虫卵周围形成特殊的复合物沉淀,在光镜下判读反应强度并计数反应卵的百分率称为环沉率。

**(二)间接血凝试验(IHA)**    是将抗原(或抗体)包被于红细胞表面,成为致敏的载体,然后与相应的抗体(或抗原)结合,从而使红细胞聚集在一起,出现可见的凝集反应。

**1. 载 体**    红细胞是大小均一的载体颗粒,最常用的为绵羊、家兔、鸡的红细胞和 O 型人红细胞。新鲜红细胞能吸附多糖类抗原,但吸附蛋白质抗原或抗体的能力较差。致敏的新鲜红细胞保存时间短,且易变脆、溶血和污染,只能使用 2～3 天。为此,一般在致敏前先将红细胞醛化,即可长期保存而不出现溶血。常用的醛类有甲醛、戊二醛、丙酮醛等。红细胞经醛化后体积略有增大,两面凸起呈圆盘状。醛化红细胞具有较强的吸附蛋白质抗原或抗体的能力,血凝反应的效果基本上与新鲜红细胞相似。如用两种不同醛类处理效果更佳。也可先用戊二醛,再用鞣酸处理。醛化红细胞能耐 60℃ 的高温,并可反复冻融不破碎,在 4℃ 环境中可保存 3～6 个月,在 −20℃ 的环境中可保存 1 年以上。

**2. 致 敏**    致敏用的抗原或抗体要求纯度高,并保持良好的免疫活性。用蛋白质致敏后在低 pH、低离子浓度下,用醛化红细胞直接吸附即可。间接法则需用耦联剂将蛋白质结合到红细胞上。常用耦联剂为双耦氮联苯胺(Bis－diazotized Benzidine,BDB)和氯化铬。前者通过共价键,后者通过金属阳离子静电作用,使蛋白质与红细胞表面结合而达到致敏目的。

**3. 试验方法**    可在微量滴定板或试管中进行,将标本倍比稀释,一般为 1∶64。同时,设不含标本的稀释液对照孔。在含稀释标本 1 滴的板孔(或试管)中,加入 0.5% 致敏红细胞悬液 1 滴,充分混匀,置于室温下作用 1～2 小时,即可观察结果。凡红细胞沉积于孔底,集中呈一圆点的为不凝集(−);如红细胞凝集,则分布于孔底周围。根据红细胞凝集的程度判断阳性反应的强弱,以都凝集的孔为滴度终点。

**(三)胶乳凝集试验** 也是一种间接凝集试验,以聚苯乙烯胶乳微粒作为惰性载体。早在 1956 年,Singer 等首先以胶乳吸附 IgG,检测了人血清中的类风湿因子(RF)。以后通过不断改进并发展成一套免疫胶乳技术。现今可以合成具有各种特性如彩色、荧光和磁性等的胶乳,使之适应多种用途,试验方法也由传统的定性或半定量玻片试验发展成为更为灵敏而精确的微板凝集、导管凝集和膜过滤斑纹等试验,能够应用粒子计数和浊度测定等定量试验方法进行精确的检测,在定量测定时使用了自动计数器、分光光度计、光散射测定仪等仪器,从而使得这项技术突破了传统凝集试验手工操作和主观判断的局限,具有现代特色。

传统的胶乳凝集试验分试管法与玻片法。试管法先将受检标本在试管中以缓冲液做倍比稀释,然后加入致敏的胶乳试剂,反应后观察胶乳凝集结果。玻片法操作简便,1 滴受检标本和 1 滴致敏的胶乳试剂在玻片上混匀后,连续摇动 2~3 分钟即可观察结果。出现大颗粒凝集的为阳性反应,保持均匀乳液状为阴性反应。胶乳为人工合成的载体,因此其性能比生物来源的红细胞稳定,均一性好。但胶乳与蛋白质的结合能力以及凝集性能不如红细胞,因此作为间接凝集试验,胶乳试验的敏感度不及血凝试验。

**(四)单克隆抗体斑点酶联免疫吸附试验(dot-ELISA)** 是在酶联免疫吸附试验基础上发展起来的一种技术,选用对蛋白质有很强吸附能力的硝酸纤维素薄膜作为固相载体,底物经酶促反应后形成有色沉淀物使薄膜着色,然后目测或用光密度扫描仪定量。斑点酶联免疫吸附试验可用来检测抗体,也可用来检测抗原,由于该法检测抗原时操作较其他免疫学试验简便,故目前多用于抗原检测。

与常规的微量板酶联免疫吸附试验比较,斑点酶联免疫吸附试验具有简便、节省抗原等优点,而且结果可长期保存;但其也有不足,主要是在结果判定上比较主观,特异性不够高等。该方法的主要操作程序如下。

第一步,载体膜的预处理及抗原包被。取硝酸纤维素膜用蒸馏水浸泡后,稍加干燥进行压圈。将阴性、阳性抗原和被检测抗原适度稀释后加入圈中,置于 37℃ 条件下使硝酸纤维素膜彻底干燥。每张 7 厘米×2.3 厘米的膜一般可点加 40～53 个样品,每个压圈可加抗原液 1～20 微升。

第二步,封闭。将硝酸纤维素膜置于封闭液中,37℃感作15～30分钟。封闭液多采用含有正常动物血清、pH7.2 或 pH7.4 的杜氏磷酸盐缓冲液。

第三步,加被检血清。可直接在抗原圈上加,也可剪下抗原圈置于微量板孔中,再加入一定量适度稀释的待检血清,37℃反应一定时间,用洗涤液洗 3 次,每次 1～3 分钟。洗涤液一般为一定浓度的 PBS-Tween 溶液。

第四步,加酶标抗体,37℃反应一定时间后,用洗涤液洗 3 次。

第五步,显色。加入新鲜配制的底物液,37℃反应一定时间后,去掉底物液,加蒸馏水洗涤终止反应。

第六步,结果判定。以阳性、阴性血清作为对照,膜片中央出现深棕红色斑点者为阳性反应,否则为阴性反应。

## 第三节 家畜血吸虫病的治疗

家畜的血吸虫病治疗的目的在于杀灭虫体治愈病畜,杜绝病原传播。因此,必须选择疗效高的疗法。但目前抗血吸虫病的药物既能影响虫体,又对家畜具有一定的毒性,故应强调安全,尽量避免事故发生。同时,还应方便群众,尽可能不影响或少影响农业生产。此外,还要考虑药源与费用,选择应用合适的药物治疗病畜或扩大化疗,以节省开支。

# 一、治疗前的准备

凡经病原学或血清学诊断为阳性的家畜,均应进行健康检查,然后根据具体情况,再决定治疗、缓治或不治。健康检查时,首先要询问病史和饲养管理情况,然后做系统检查,主要项目为体温、呼吸、心率、食欲、反刍、瘤胃蠕动、精神、营养以及可视黏膜、年龄等。如为母畜应注意妊娠和哺乳情况。有下列情况者可缓治或不治:①妊娠 6 个月以上和哺乳期母畜以及 3 月龄以下的幼畜缓治。②年老体弱、丧失劳动力或生产能力的家畜不治,建议淘汰。③有急性传染病、心脏病以及其他严重疾病的缓治或不治,建议淘汰。

# 二、治疗药物和方法

## (一)吡喹酮

**1. 口服**  吡喹酮粉剂或片剂,黄牛按 30 毫克/千克体重一次口服,水牛按 25 毫克/千克体重一次口服,用药量以黄牛 300 千克体重、水牛 400 千克体重为限量。羊可用 20 毫克/千克体重一次口服。猪建议用 60 毫克/千克体重一次口服。

吡喹酮一次口服疗法治疗家畜血吸虫病,药物不良反应轻微,主要表现为反刍减少、食欲减退、瘤胃臌气、流涎、腹泻、心跳加快、精神沉郁等,严重时可引起流产,个别家畜可出现死亡。

**2. 肌内注射**  使用 7.5%吡喹酮注射剂按 30 毫克/千克体重在水牛颈部两侧肌肉深部分点注射,注射后除注射部位发生肿胀外,未见其他临床反应。治疗后 1 个月,采用同样方法考核治疗效果,粪检阴转率为 70%。用 6%吡喹酮注射剂按 10 毫克/千克体重在病牛颈部或臀部肌内注射,用吡喹酮粉剂 30 毫克/千克体重口服治疗,结果肌内注射剂和片剂治疗后 1 个月的粪检虫卵阴转率相仿,分别为 90.5%和 90%。注射组的不良反应率为 16.8%,低于口服组的 34%,且肌内注射的用药量仅为口服的 1/3(操继跃,2001)。用 200 毫克/毫升吡喹酮注射剂对耕牛一次注射

22.5~33.5毫升,治疗3次,减虫率可达100%(郑新生,2006)。

**(二)硝硫氰胺**

**1. 口服**  药粒直径不超过6微米,适用于黄牛、水牛、山羊血吸虫病的治疗,以60毫克/千克体重口服。用药限量为黄牛体重300千克,水牛体重400千克。

**2. 静脉注射**  使用1.5%硝硫氰胺混悬液,药粒直径在2微米以下,水牛按1.5毫克/千克体重,黄牛按2毫克/千克体重,用生理盐水或5%糖盐水稀释后静脉注射。用药限量黄牛体重300千克,水牛体重400千克。

口服疗法安全、高效,静脉注射疗法可见眩晕、共济失调等症状,使用时应注意观察,对症处理。个别出现倒地或呼吸困难时,应该立即停止注射。

## 第四节  家畜血吸虫病的预防

防治家畜血吸虫病要坚持"以预防为主,综合治理,科学防治"的原则,在搞好查治的基础上,重点进行综合治理,才能达到良好的防治效果。要有效地防治家畜血吸虫病,首先要在疫区进行流行病学调查,搞清该地区家畜血吸虫病的主要流行特点,因地制宜地寻找简便易行的防治措施。

### 一、病畜治疗

对于查出感染血吸虫的病畜要给予及时有效的治疗,减少病原的传播,尽量消灭传染源是防治血吸虫病的一个重要环节。

### 二、畜粪管理

这是切断粪便污染水源的重要措施。各地应根据具体情况,因地制宜地选择粪便管理方法。提倡养牛有栏,养猪有圈,结合农业生产开展积肥保畜活动。采取堤外积肥和畜粪堆肥、沤肥以及建沼气池等办法,使家畜粪便经过发酵处理。这些方法不仅能杀灭虫卵,又经济简便,且有利于提高肥效。有些地区开展牛粪综合利用,对杀灭虫卵更具有实际意义。

## 三、消灭钉螺

这是防治家畜血吸虫病的重要措施之一。对牧场和家畜经常活动的场所,可采用农业工程灭螺和药物灭螺,以减少家畜的感染。

## 四、水源管理

在血吸虫病流行区,应尽可能避免家畜接触疫水。家畜的饮水和清洗用水都应选用非疫水区的水,以防止感染血吸虫病。

## 五、安全放牧

在有螺牧场放牧,家畜会感染血吸虫病。同时,病畜又在牧场排泄大量阳性粪便,又加重了牧场的污染。因此,应避免在有螺草场放牧。在牧草丰富、牛群集中的地区,可进行集体放牧,放牧前对草场进行灭螺,建立安全牧区。其次,在家畜进入草场、洲滩之前,可用药物普治,以减少对草场、洲滩的污染。饲养方式可由放牧散养改为圈养或舍饲。

# 参考文献

[1]　刘书耀,魏德祥．日本血吸虫毛蚴生态特性的观察[J]．武汉医学院学报,1983,12:378.

[2]　林建银,李瑛,周述龙．日本血吸虫童虫在终宿主体内的生长发育[J]．动物学报,1985,31(1):70-75.

[3]　刘伯钊,张桂盛．吡喹酮治疗血吸虫病出血性腹泻50例报道[J]．中国寄生虫与寄生虫病杂志,1989,7:34.

[4]　易哲生,黄令霞．晚期血吸虫病肝纤维化与肝炎后肝硬化B超观察的比较[J]．中国血吸虫病防治杂志,1992,4(5):264-265.

[5]　黄一心,周明华．吡喹酮治疗急性血吸虫病108例临床观察[J]．中国血吸虫病法制杂志,1992,4(2):118-119.

[6]　彭立斌,邵永康．粪便直接孵化毛蚴法诊断牛日本血吸虫病的实验[J]．中国兽医寄生虫病,1995,3(2):33-35.

[7]　赵慰先,高淑芬．实用血吸虫病学[M]．北京:人民卫生出版社,1996.

[8]　李柳哲．血吸虫23kDa膜内在蛋白的研究现状[J]．国外医学寄生虫病分册,1996,23(6):241-244.

[9]　万中原,李雍龙,韩家浚．日本血吸虫多价分子疫苗的保护性免疫力研究[J]．中国寄生虫病防治杂志,1999,12(1):45-47.

[10]　中华人民共和国卫生部地方病防治司．血吸虫病防治手册(第3版)[M]．上海:上海科学技术出版社,2000.

[11]　刘恩勇,李克斌,操继跃．6%吡喹酮注射剂的稳定性与刺激性试验研究[J]．湖北农业科学,2001,3:58-59.

[12]　周述龙,林建银．血吸虫学(第2版)[M]．北京:科技

出版社,2001.

[13] 李柳哲,石佑恩,宁长修. 日本血吸虫混合 DNA 疫苗免疫效果观察[J]. 中国血吸虫病防治杂志,2001,13(4):201-203.

[14] 任建功,朱荫昌,HarnDA. 日本血吸虫 23kDa 膜蛋白 DNA 疫苗与蛋白质疫苗联合应用免疫保护性作用的研究[J]. 中国血吸虫病防治杂志,2002,14(2):98-101.

[15] 胡雪梅,张兆松,吴海玮. 日本血吸虫 rSj338 及膜蛋白 rSj22.6 抗原表位联合免疫对小鼠的保护性研究[J]. 中国血吸虫病防治杂志,2002,14(2):88-91.

[16] 刘彦,肖建华. 血吸虫核酸疫苗研究进展[J]. 寄生虫与医学昆虫学报,2003,10(2):123-127.

[17] 李覃,李彤. 日本血吸虫 DNA 疫苗的研究现状与展望[J]. 武警医学院学报,2003,12(1):78-80.

[18] 罗永慧,易新元. 提高血吸虫疫苗保护性效果的研究进展[J]. 国外医学寄生虫病分册,2004,31(3):112-116.

[19] 王晓婷,朱荫昌,管晓虹,等. 日本血吸虫多价 DNA 疫苗的构建及鉴定[J]. 中国血吸虫病防治杂志,2005,17(3):166-171.

[20] 周晓农. 实用钉螺学[M]. 北京:科技出版社,2005.

[21] 高艳春,李爱菊. 血吸虫的检测与血吸虫病的诊断[J]. 赣南师范学院学报,2005,3(1):8-10.

[22] 张红梅. 血吸虫中间宿主的研究进展[J]. 国际医学寄生虫病杂志,2006,33(3):150-154.

[23] 张薇,滕召胜. 血吸虫病诊断与防治的研究进展[J]. 现代医药卫生,2006,22(6):839-840.

[24] 张薇,滕召胜. 血吸虫病预防与治疗的研究进展[J]. 实用预防医学,2006,13(3):798-800.

[25] 陈慰峰. 医学免疫学(第 4 版)[M],北京:人民卫生出版社,2006.

[26] 张静,王少华,诸欣平．血吸虫疫苗的研究进展[J]．中国病原生物学杂志,2007,2(6):470-471.

[27] 周晓钟．我国血吸虫病的分布及防治[J]．安徽农业科学,2007,35(12):3766-3768.

[28] 郑新生,郑新安．高浓度吡喹酮溶液的透皮吸收及对日本血吸虫病鼠的治疗试验[J]．中国药学杂志,2007,42(6):450-453.

[29] 黄一心,肖树华．抗蠕虫药吡喹酮的研究与应用[M]．北京:人民卫生出版社,2008.

[30] 陈泽涛．血吸虫疫苗研究进展和展望[J]．热带病与寄生虫学,2008,6(4):243-246.

[31] 顿国栋,马铁军．血吸虫疫苗候选分子的研究进展[J]．寄生虫与感染性疾病,2008,6(3):159-162.

[32] 房修罗,蒋就喜．日本血吸虫疫苗候选分子研究进展[J]．医学综述,2009,15(5):651-653.

[33] 翟羽佳,刘全．日本血吸虫新型疫苗的研究进展[J]．中国生物制品学杂志,2009,22(5):511-514.

[34] 张嫒,林瑞庆．抗日本血吸虫药物的研究进展[J]．中国畜牧兽医,2009,36(7):171-174.

[35] 郑江．我国血吸虫病防治的成就及面临的问题[J]．中国寄生虫学与寄生虫病杂志,2009,27(5):398-401.

[36] 汪世平,陈秀春．我国血吸虫疫苗研究进展及应用前景[J]．中国寄生虫学与寄生虫病杂志,2009,27(5):402-408.

[37] 梁勋寅,王能日,袁修柏．血吸虫传染源综合防治面临的问题与对策[J]．人民长江,2009,40(3):107-108.

[38] 张磊,汪永沛．吡喹酮注射剂早期治疗小鼠血吸虫病效果的初步研究[J]．畜牧与兽医,2010,42(4):24-27.

[39] 徐妮为,田智．日本血吸虫病 DNA 疫苗的研究进展[J]．中国病原生物学杂志,2010,5(10):786-789.

[40]　邹永华,马宁.提高吡喹酮疗效的新制剂技术研究进展[J].中南药学,2011,9(1):42-44.

[41]　吴平,日本血吸虫病候选分子疫苗免疫保护力研究进展[J].中国病原生物学杂志,2010,5(6):466-470.

[42]　尹弼佐,高继怀.两例重型急性血吸虫病的治疗体会[J].寄生虫病防治与研究,1994,23(1):33.

[43]　郑邦廷.132例急性血吸虫病的治疗临床观察[J].寄生虫病防治与研究,1998,27(2):91.

[44]　危仁民,李锦銮.吡喹酮治疗慢性血吸虫病的较佳剂量探讨[J].中国寄生虫学与寄生虫病杂志,1987,5(3):229.

[45]　黄典顺.吡喹酮治疗晚期血吸虫病夹杂症42例临床观察[J].中国血吸虫病防治杂志,1994,6(4):241.

[46]　张水芳,张运苏.吡喹酮治疗晚期血吸虫病100例临床观察[J].中国血吸虫病防治杂志,1993,5(2):124-125.

[47]　王德荣.吡喹酮治疗异位血吸虫病2例[J].中国血吸虫病法制杂志,2000,12(6):336.

[48]　马骏.吡喹酮治疗吸虫病的临床研究进展[J].中国寄生虫病防治杂志,2005,8:313-315.

[49]　黄一心.吡喹酮抗血吸虫作用机理的奥秘[J].中国血吸虫病防治杂志,2010,22(2):101-104.

[50]　马丽.吡喹酮在治疗寄生虫病中常见的不良反应及其对策[J].医学动物防制,2005,21(7):520-521.

[51]　刘晓明.吡喹酮治疗血吸虫病严重副反应[J].中国血吸虫病防治杂志,1997,8(1):59-61.

[52]　刘振维.吡喹酮治疗血吸虫病的副反应综合报道[J].中国寄生虫学与寄生虫病杂志,1988,6(2):139-140.

[53]　王典主.吡喹酮治疗血吸虫病出现副作用综合报道[J].中国寄生虫学与寄生虫病杂志,1989,7(3):237-238.

[54]　郑新生,姚宝安.高浓度吡喹酮注射剂的研制及对小

鼠日本血吸虫病的治疗试验[J]. 华中农业大学学报,2006,25(1):68-70.

[55] 赵俊龙,刘恩勇. 吡喹酮非水溶液注射剂的研制——日本血吸虫病治疗试验[J]. 中国兽医学报,2003,23(4):353-354.

[56] 孙雨,卜仕金. 20%吡喹酮注射剂在水牛体内的药代动力学研究[J]. 中国兽医学报,2011,31(3):402-406.

[57] 刘粉,费陈忠. 20%吡喹酮注射剂对小鼠人工感染血吸虫效果观察[J]. 中兽医医药杂志,2009,5:51-52.

[58] 王在华,彭惠玲. 吡喹酮透皮给药治疗动物血吸虫病的实验研究[J]. 中国血吸虫病防治杂志,1994,6(6):331-334.

[59] 黄铭西,刘竹青,余晓敏. 吡喹酮预防日本血吸虫感染的初步报告[J]. 武汉医学院学报,1983,1:77-79.

[60] 贺宏斌,石孟芝. 吡喹酮缓释包埋剂预防小鼠血吸虫病的初步研究[J]. 热带病与寄生虫学,2003,1(4):220-221.

[61] 申献玲,张洪. 吡喹酮水凝胶栓剂在家兔体内的药动学研究[J]. 广东药学院学报,2006,22(1):25-26.

[62] 许发森,席金玉. 敌百虫杀灭血吸虫卵及钉螺的实验观察[J]. 寄生虫病与感染性疾病,2003,1(1):28-30.

[63] 黄文通,肖华珍. 硝硫氰胺抗日本血吸虫病的研究[J]. 药学学报,1980,15(6):341-344.

[64] 湖北省血吸虫病研究委员会. 硝硫氰胺(7505)治疗血吸虫病的研究进展[J]. 武汉医学杂志,1980,4(1):42-46.

[65] 余惠贞. 硝硫氰胺对动物日本血吸虫病的实验治疗和杀虫机理的研究[J]. 药学学报,1981,16(9):641-647.

[66] 肖树华. 蒿甲醚防治血吸虫病的研究[J]. 中国血吸虫病防治杂志,2005,17(4):310-320.

[67] 肖树华,石中谷. 蒿甲醚预防日本血吸虫感染的现场观察[J]. 中国寄生虫学与寄生虫病杂志,1995,13(3):170-172.

[68] 侯循亚,李岳生. 蒿甲醚在血吸虫病防治中的研究和

应用进展[J]. 国际医学寄生虫病杂志,2006,33(2):74-78.

[69]　茹炜炜,梁幼生. 青蒿琥酯对日本血吸虫作用的研究[J]. 中国血吸虫病防治杂志,2006,18(3):161-164.

[70]　徐明生,张世清. 现场应用青蒿琥酯预防日本血吸虫感染的效果[J]. 中国寄生虫学与寄生虫病杂志,1999,17(4):241-243.

[71]　吴玲娟,李思温. 青蒿琥酯预防日本血吸虫病 346 例的现场研究[J]. 中国血吸虫病防治杂志,1995,7(6):323-326.

[72]　李小红,刘述. 血吸虫致弱疫苗的研究进展[J]. 国外医学寄生虫病分册,2003,30(3):97-101.

[73]　姜小山,赖建平. 血吸虫疫苗的研究现状与展望[J]. 中国寄生虫学与寄生虫病杂志,1997,15(2):111-116.

[74]　陈泽涛. 血吸虫疫苗研究进展和展望[J]. 热带病与寄生虫学,2008,6(4):243-246.

[75]　郑亮,吴小南. CpG-DNA 疫苗佐剂研究进展及其应用前景[J]. 海峡预防医学杂志,2010,16(2):26-28.

[76]　段丽华,张仁利. 日本血吸虫疫苗候选分子 Calpain 的原位表达[J]. 中国人兽共患病杂志,2002,18(6):26-27.

[77]许家喜,王述恒. 日本血吸虫 26ku 谷胱甘肽 S-转移酶 Sj26 抗原肽研究[J]. 应用化学,1999,16(3):37-40.

[78]　伍小松,苏丁丁. 血吸虫基因工程疫苗研究进展[J]. 湖南畜牧兽医,2006,6:1-3.

[79]　石佑恩. 血吸虫病疫苗的研究现状与展望[J]. 医药导报,2005,24(4):265-266.

[80]　朱建国. 日本血吸虫抱雌沟蛋白保守区 cDNA 核酸疫苗的研究[J]. 中国人兽共患病杂志,2002,18:271.

[81]　范立群. 中草药对日本血吸虫尾蚴钻肤的预防[J]. 河北省科学院学报,2008,25(1):57-60.

[82]　张爱华,边藏丽. 中草药预防日本血吸虫尾蚴感染的

效果观察[J]. 长江大学学报,2007,4(3):235-236.

[83] 邹艳,丘继哲. 黄芪复合剂抗血吸虫作用的实验研究[J]. 热带医学杂志,2010,10(6):654-656.

[84] 赵建玲,唐宏伟. 中药对日本血吸虫病肝纤维化形成的影响[J]. 河北北方学院学报,2008,25(4):44-46.

[85] 李珊,蔡锐. 重要加味四逆散对血吸虫病小鼠肝功能的影响[J]. 中国病原生物学杂志,2011,6(1):32-34.

[86] 侯循亚,李岳生. 蒿甲醚与吡喹酮联合治疗急性日本血吸虫病临床研究[J]. 中国血吸虫病防治杂志,2006,18(2):99-102.

[87] 张燕萍,黄轶昕. 青蒿琥酯与吡喹酮联合应用早期治疗兔血吸虫病的实验观察[J]. 中国血吸虫病防治杂志,2003,15(3):192-194.

[88] 朱阴昌,司进,HarnDH,等. 日本血吸虫磷酸丙糖异构酶(TPI)DNA疫苗对肝脏肉芽肿调节作用的研究[J]. 中国血吸虫病防治杂志,2003,15(5):323-325.

[89] 钱体军,董文鸽,郭宪国. 褐家鼠体表吸虱超寄生现象1例[J]. 大理学院学报(医学版),2002,11:102.

[90] HendryAP,WenburgJK,BentzenPVolk,et al. Rapid Evolution of Reproductive Isolation in the Word:Evidence from Introduced Salmon[J]. Science,2000,290:516-518.

[91] 申成春,李静. 日本血吸虫DNA疫苗研究进展[J]. 地方病通报,2007,22(4):79-80.

[92] 曾庆仁,林雪迟. 一种新型日本血吸虫疫苗(童虫活细胞)诱导小鼠产生有效保护性免疫力的研究[J]. 中国现代医学杂志,2004,14(14):84-88.

# 金盾版图书,科学实用,
## 通俗易懂,物美价廉,欢迎选购

　　以上图书由全国各地新华书店经销。凡向本社邮购图书或音像制品，可通过邮局汇款，在汇单"附言"栏填写所购书目，邮购图书均可享受9折优惠。购书30元（按打折后实款计算）以上的免收邮挂费，购书不足30元的按邮局资费标准收取3元挂号费，邮寄费由我社承担。邮购地址：北京市丰台区晓月中路29号，邮政编码：100072，联系人：金友，电话：（010）83210681、83210682、83219215、83219217（传真）。